## 明日から使える
# 排尿障害
## 診療ガイド

著 **松尾朋博** 長崎大学病院 泌尿器科・腎移植外科 病院講師

**電子版付**
巻末のシリアルナンバーで
無料閲覧できます

日本医事新報社

**謹 告**

本書に記載されている事項に関しては，発行時点における最新の情報に基づき，正確を期するよう，著者・出版社は最善の努力を払っております．しかし，医学・医療は日進月歩であり，記載された内容が正確かつ完全であると保証するものではありません．したがって，実際，診断・治療等を行うにあたっては，読者ご自身で細心の注意を払われるようお願いいたします．

本書に記載されている事項が，その後の医学・医療の進歩により本書発行後に変更された場合，その診断法・治療法・医薬品・検査法・疾患への適応等による不測の事故に対して，著者ならびに出版社は，その責を負いかねますのでご了承下さい．

**表2 ▶ 非神経因性OABの危険因子**

| | | |
|---|---|---|
| ・年齢 | ・肥満 | ・喫煙 |
| ・炭酸飲料 | ・うつ症状 | ・過敏性腸症候群 |

(文献14より改変)

**表3 ▶ 神経因性OABの危険因子**

| | |
|---|---|
| 脳疾患 | 脳血管障害(脳出血・脳梗塞),パーキンソン病,多系統萎縮症,正常圧水頭症,進行性核上性麻痺,大脳白質病変,脳腫瘍など |
| 脊髄疾患 | 脊髄損傷,多発性硬化症,脊椎変性疾患(変形性脊椎症,椎間板ヘルニア),急性散在性脳脊髄炎,急性横断性脊髄炎,HTLV-1関連脊髄症など |
| 馬尾・末梢神経疾患 | 腰部脊柱管狭窄症,糖尿病性末梢神経障害など |

(文献11,p85より引用)

頻度は低下し,それ以上では上昇していた[15]。日本人では肥満との関連性は低く[16],排出症状の併存,うつ症状[17],過敏性腸症候群[18]などが,また70歳以上ではうつ症状,飲酒,肥満[19]などがリスク因子とされている。また,小児でもOAB症状の有症状率は16.6%[20],17.8%[21]と高く,成長に伴い徐々に低下はするものの,夜尿症や膀胱炎,排便障害などとの関連性が指摘されている。

神経因性OABでは,①脳疾患(脳血管疾患,パーキンソン病など),②脊髄疾患(脊髄損傷,多発性硬化症,脊髄炎など),③馬尾・末梢神経疾患(腰部脊柱管狭窄症,糖尿病性末梢神経障害など)が危険因子として挙げられる(表3)。詳細は各論を参照されたい。

## 尿失禁

### ①疫学

尿失禁に関する報告はこれまでも多数あるが,全世界で20歳以上人口の8.2%が尿失禁を有すると推定されている[13]。尿失禁には様々な種類

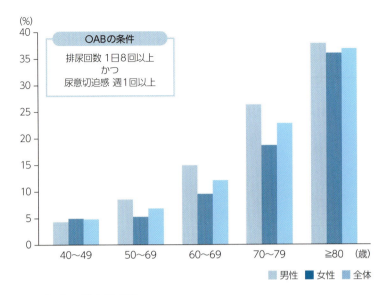

**図1 ▶ OABの推定患者数**
2002年の人口構成では810万人，2012年の人口構成では1,040万人（有症状率14.1％）と推定される
（文献10, 11をもとに作成）

率は14.1％と推定される。またその中で切迫性尿失禁を伴うものも約半数いると報告されている[12]。年齢とともに有症状率は上昇するが，頻度は対象の年齢，性別，民族，地域に影響されるようである。全世界的には2018年の世界人口の20.1％がOABを有し，特にアジア，アフリカ，南米での増加が著しい[13]。

②危険因子

OABは神経疾患に由来するもの（神経因性）と，由来しないもの（非神経因性）にわけられる。一般的に排出障害より，夜間頻尿や切迫性尿失禁をはじめとしたOABなどの蓄尿障害のほうが患者のQOLにはより大きな影響を与えるとされる。

非神経因性OABの危険因子（表2）は，米国女性における研究では肥満，喫煙，炭酸飲料摂取があり[14]，男性ではBMI 27.5まではOABの

腺肥大症の発生・進展において何らかの遺伝学的影響が推測されている。

### ③メタボリック症候群や生活習慣病とその関連因子

肥満，高血圧，高血糖および脂質異常症と前立腺肥大症の関連が指摘されている。インスリン抵抗性により高インスリン血症が惹起されて交感神経過緊張状態となり，前立腺平滑筋の増殖や緊張が亢進し，症状が出現する可能性がある。またメタボリック症候群を有する人は，これを有さない人に比較して前立腺体積が有意に大きいことが示されている[9]。

### ④食事や嗜好品

野菜，穀物，大豆などに多く含まれるイソフラボノイドやリグナンは，前立腺肥大症の抑制因子と推測されている。これらはエストロゲン作用を有し，生体内ではタモキシフェンと同様に抗エストロゲン作用を発揮すると考えられる。これらの物質は5α還元酵素抑制作用や血管新生阻害作用も有する。

喫煙は下部尿路症状に対して2相性に作用する。すなわち非喫煙者と極度の喫煙者は中等度に喫煙する人より下部尿路症状出現の可能性が低い。またアルコール摂取と前立腺肥大症との関連は明白ではない。

## 蓄尿障害の疫学

過活動膀胱(overactive bladder：OAB)や腹圧性尿失禁などの蓄尿症状は患者のQOLに大きな影響を与えるとされ，近年非常に注目されている。

### OAB

#### ①疫学

OABは尿意切迫感を必須とする症状症候群であるが，わが国においても大規模な疫学調査がなされている。2002年の人口構成では40歳以上の住民の12.4％，全国で約810万人がOABを有すると推定されている(図1)[10, 11]。2012年の人口構成ではその実数は1,040万人で，有症状

や前立腺特異抗原（PSA）値が重要因子である

⑤急性尿閉は6.8/1,000人の割合で発症する

また，わが国における調査では日本人は米国人に比べ前立腺体積が小さく最大尿流率も高いが，尿流率の加齢による低下傾向も強い[4, 5]。また日本人患者での前向き研究では，3年間の経過観察期間において個々で進行の程度は違うが，初診時の国際前立腺症状スコアが高かったもののほうが手術を受ける確率が高かったと報告されている[6]。

## 前立腺肥大症の危険因子

前立腺肥大症の危険因子として，以下のように多くのものが報告されている（表1）[7]。

①年齢

明らかな危険因子は加齢であり，テストステロンを産生する精巣の存在が重要である。米国では60歳代では70％，70歳以上では80％が前立腺肥大症に罹患していると推定されており，わが国でも同様の比率であろうと考えられる[7]。

②遺伝的要因

現在のところ明らかな原因遺伝子は同定されていないが，父親と兄弟に前立腺肥大症の手術既往がある場合，前立腺肥大症の年齢調整相対リスクはそれぞれ3.5と6.1と高いことが報告されている[8]。よって前立

表1 ▶ 前立腺肥大症の増悪の危険因子

- 年齢
- 高血糖
- 遺伝的要因
- メタボリック症候群（肥満，高血圧，脂質異常症）
- 食事（高カロリー・高蛋白など）
- 身体活動の低下
- 前立腺組織内の炎症
- 性機能障害

（文献7より改変）

# 1章 排尿機能障害（下部尿路機能障害）総論

## 1 排尿障害（下部尿路機能障害）の疫学

### ●● 排尿障害における疫学研究の意義

　排尿障害といっても，症状は多岐にわたり，性別や年齢などの影響も受ける。また最近では膀胱や尿道など排尿に関連する症状のことを下部尿路症状と呼ぶようになっている。

　排尿機能障害（下部尿路機能障害）における疫学調査も各種様々なものがあるが，大きく，①排出障害にターゲットを当てたもの（主に男性の前立腺肥大症），②蓄尿障害にターゲットを当てたもの（過活動膀胱，尿失禁，夜尿症）にわけられる。

### ●● 排出障害の疫学

　排出障害に関する疫学としては，特に男性の前立腺肥大症，男性下部尿路症状について広く研究されている。

#### 前立腺肥大症，男性下部尿路症状に対する疫学

　米国ミネソタ州での住民調査[1,2]などをまとめたレビューでは以下の知見が得られている[3]。

　①前立腺肥大症は進行性の疾患で，一部の人では進行がとても速い
　②男性ホルモンの一種であるジヒドロテストステロンに影響される
　③前立腺の平均増大速度は1.9%／年，あるいは1.8mL／年
　④前立腺の増大スピードや症状の悪化には，もともとの前立腺サイズ

# 1章 排尿機能障害（下部尿路機能障害）総論

## 7章　一般診療医に知っておいてほしい泌尿器科的応急処置　149

- ❶ 導尿・膀胱カテーテル留置 …………………………………… 150
- ❷ 膀胱洗浄 …………………………………………………………… 156
- ❸ 腎瘻造設術 ………………………………………………………… 159
- ❹ 膀胱瘻造設術 ……………………………………………………… 163
- ❺ 尿管ステント留置術 ……………………………………………… 165

## 8章　在宅医療における排尿障害　171

- ❶ 在宅医療を受ける高齢者や虚弱者に特徴的な排尿障害 ……… 172
- ❷ 在宅看護・介護ケア ……………………………………………… 174
- ❸ 社会制度（医療費控除）………………………………………… 181
- ❹ 清潔間欠的自己導尿（CIC）…………………………………… 183

索　引 ……………………………………………………………………… 191

## 5章　性別・年代別に特有な排尿症状　　81

**1 男女に共通する排尿障害**
- ❶ 過活動膀胱（OAB） ……………………………………… 82
- ❷ 神経因性膀胱／神経因性下部尿路機能障害 ………… 87
- ❸ 間質性膀胱炎 …………………………………………… 93
- ❹ 薬剤性排尿障害 ………………………………………… 97

**2 男性に特徴的な排尿障害**
- ❶ 前立腺肥大症（BPH）／男性下部尿路症状（mLUTS） ………… 100
- ❷ 慢性前立腺炎 …………………………………………… 105

**3 女性に特徴的な排尿障害**
- ❶ 腹圧性尿失禁 …………………………………………… 108
- ❷ 骨盤臓器脱 ……………………………………………… 115

**4 小児に特徴的な排尿障害**
- ❶ 夜尿症 …………………………………………………… 120

## 6章　慢性的な排尿障害による合併症　　131

- ❶ 血　尿 …………………………………………………… 132
- ❷ 尿路感染症 ……………………………………………… 135
- ❸ 膀胱結石 ………………………………………………… 141
- ❹ 腎機能障害（腎後性腎不全） …………………………… 144

# 目 次

## 1章 排尿機能障害（下部尿路機能障害）総論　　1

1. 排尿障害（下部尿路機能障害）の疫学 …… 2
2. 排尿機能に関わる解剖 …… 9
3. 排尿のメカニズム …… 11
4. 各種排尿症状 …… 19

## 2章 排尿障害の検査方法　　27

1. 自覚症状の評価方法 …… 28
2. 他覚所見の評価方法 …… 35

## 3章 排尿機能改善薬　　43

1. $\alpha_1$受容体遮断薬 …… 44
2. 抗コリン薬・$\beta_3$受容体刺激薬 …… 48
3. ホスホジエステラーゼ（PDE）5阻害薬, $5\alpha$還元酵素阻害薬 …… 54
4. その他（漢方や植物製剤） …… 59

## 4章 薬剤以外の保存的治療法　　65

1. 生活指導 …… 66
2. 理学療法 …… 69
3. 計画療法 …… 74

# 序文

　先生！　その患者さん，排尿障害もありませんか？

　頻尿や尿失禁，排尿困難といった下部尿路に関するトラブルはごくありふれた症状です。しかし，「相談するのが恥ずかしい」，「歳のせいだ」，「そもそも病気ではない」などといった患者さん本人の思いから，医療機関への受診につながらない方や，かかりつけ医にすら思いを伝えられずにいる方も多く存在しています。

　排尿障害は泌尿器臓器の異常だけではなく，メタボリック症候群や生活習慣病，脳神経疾患，婦人科疾患，整形外科疾患などトリガーとなりうるものも非常に多く，時にそれらが複合して発症するため，泌尿器科非専門医の先生方にも決して無関係な疾患ではありません。そうです！先生方も知らないうちに排尿障害の患者さんを診察しているのです。最近では薬物療法をはじめ排尿障害に関する治療法も大きく進歩していますが，誤った治療法を選択してしまうと思わぬ有害事象を引き起こし，先生方と患者さんの信頼関係を壊しかねません。

　そこで本書では，泌尿器科非専門医や研修医，若手レジデントの先生方を主な対象者として，排尿障害に関して知っておいて頂きたい一般的な知識はもちろん，各種治療法に関しても詳しく，そしてわかりやすく記すことを心掛けました。また，泌尿器科専門医への紹介のタイミングなど，より実践的な事項についても触れています。明日から使える排尿障害治療，そしてその先にある患者さんの笑顔を期待して執筆しました。

　本書が先生方の診療の一助となることを願っております。

2019年1月

長崎大学病院 泌尿器科・腎移植外科

松尾朋博

表4 ▶ 軽症を含めた尿失禁の性別ごとの頻度

| 症　状 | 男性 (%) | 女性 (%) | 全体 (%) |
|---|---|---|---|
| 切迫性尿失禁 | 10.6 | 7.0 | 8.7 |
| 腹圧性尿失禁 | 2.7 | 22.4 | 13.0 |
| 混合性尿失禁 | 4.0 | 13.7 | 9.2 |
| 尿失禁全体 | 17.6 | 43.9 | 31.3 |

(文献10より引用改変)

のものがあり，特に排尿筋過活動が原因である切迫性尿失禁と，主に女性の尿道過可動や内尿道括約筋機能不全が原因である腹圧性尿失禁が臨床的に最も重要であり，疫学を論じるうえで両者が区別されることが好ましい。欧米を中心とした18歳以上が対象の大規模な疫学研究では[22]，尿失禁は女性13.1％，男性5.4％と女性に多く，女性の尿失禁の48.9％が腹圧性尿失禁であった。わが国では性別，およびタイプ別に失禁の有症状率を検討した研究は少ないが，日本排尿機能学会による40歳以上の一般住民を対象とした調査[10]では，40歳以上の女性の43.9％が尿失禁の経験を有し，加齢に伴い罹患率は増加していた。また，女性の22.4％では腹圧性尿失禁を有していた(表4)。

②危険因子

多くの研究で尿失禁と加齢，うつ，身体的活動力の低下，認知機能の低下などとの関連が報告されている。さらに女性の腹圧性尿失禁については経腟分娩，多産，肥満，便秘などが危険因子とされている。

## 間質性膀胱炎

①疫学

間質性膀胱炎は，「膀胱の非特異的な慢性炎症を伴い，頻尿・尿意亢進・尿意切迫感・膀胱痛などの症状を呈するが明らかな他の疾患はない病態」と定義される。わが国における間質性膀胱炎の患者数は2016年

現在約4,500人（人口比0.004％）とされるが，より症状の強いハンナ型病変を有する患者はこのうち2,000人程度であると考えられている。しかしながら，全人口のおよそ1.0％に膀胱痛の経験があることや，諸外国の罹患率（0.01～2.3％）を考慮すると実際の患者数はこれよりも多いと推測される[23]。

②危険因子

間質性膀胱炎の病因はいまだ明らかになっていない。ただし，症状を悪化させる要因には，①尿を酸性化させる飲食物の過食（柑橘類，酢のもの，チーズなどの発酵食品），②尿にカリウムを多く排出させる飲食物の過食（生野菜，バナナ，トマトなど），③刺激物の過食（生姜，香辛料），④尿の濃縮（水分不足）などが考えられている。また，膀胱炎を繰り返す患者も間質性膀胱炎の可能性を否定できず，細菌性膀胱炎だと思って見逃してしまうと早期診断治療を遅らせるリスクがある。

## 夜尿症

①疫学

日本における夜尿症患者の頻度[24, 25]は小学校児童の6.7％，5～11歳小児の14.7％，小学校と幼稚園の児童の9.4％とされる。一般的に就学直前の5～6歳で約20％，小学校低学年では約10％台で，10歳を超えても5％前後に夜尿症がみられる。また中学校時代に1～3％まで減るが，夜尿の頻度の多い患者は症状が長引くことが知られている。中には症状が成人まで遷延する患者もいる[26]。

②危険因子

夜尿症の危険因子，すなわち原因は，①夜間多尿，②排尿筋過活動，③覚醒閾値の上昇が大きな要因である[27]が，そのほかにも補助的な要因として発達の遅れ，遺伝的素因などが挙げられる（表5）[28]。

表5 ▶ 夜尿症の原因となりうる要因

| 夜間多尿 | 睡眠中の抗利尿ホルモンの分泌低下<br>尿中Ca排泄の上昇<br>飲水過剰<br>塩分摂取の過剰 |
|---|---|
| 排尿筋過活動 | 排尿筋のサーカディアンリズムの欠如 |
| 覚醒閾値の上昇 | 異常な睡眠深度 |
| 発達の遅れ | 中枢神経系の発達の遅れ |
| 遺伝的要因 | 両親の夜尿の既往 |

(文献28より改変)

## ② 排尿機能に関わる解剖

　膀胱や尿道などの下部尿路は，蓄尿および排尿といった，相反する機能を意識的にコントロールできる特殊な自律神経器官である。また骨盤底に集簇する臓器は排泄器官だけでなく生殖器官も兼ねているため，男女で構造上大きな違いが認められる（図2）[29]。この構造上の違いが，男性では前立腺肥大症などの排出障害が多いこと，また女性では尿失禁が多いことと関連がある。

### 膀　胱

　膀胱は骨盤内で恥骨の背側に位置し，頭側は腹膜と癒着している。膀胱底部には左右外側に尿管が開き，両側の尿管口と膀胱頸部（内尿道口）に囲まれている。膀胱壁は粘膜，筋層，漿膜の3層からなり，粘膜は尿路上皮で覆われ，その下層の平滑筋層は排尿筋とも呼ばれる。

● 性別における違い

　男性では膀胱の背側には精嚢・精管が位置し，精嚢と精管膨大部が合流した射精管が前立腺内を通り，尿道内の精阜に開口する。

　女性では膀胱と直腸の間に子宮・腟が位置する。

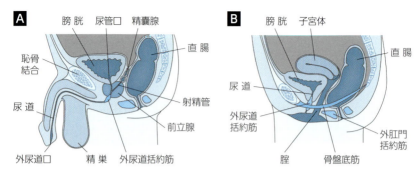

**図2 ▶ 下部尿路の構造（正中矢状面）**
A：男性の下部尿路の解剖
B：女性の下部尿路の解剖

(文献29をもとに作成)

## 尿　道

　尿道は，膀胱から尿を体外へ排泄するときに通る管のことである。尿道壁の構造は，内側に粘膜，その外に2層の平滑筋が存在する。内側の粘膜は，膀胱近くでは膀胱と同じ尿路上皮が，外尿道口に近い部分では重層扁平上皮が覆っている。

● 性別における違い

　男性では膀胱頸部より始まり，後部尿道（前立腺部尿道，膜様部尿道），前部尿道（海綿体部尿道）を経て外尿道口に至る。成人ではその全長は15～20cmである。膜様部尿道には外尿道括約筋が取り巻いており，これは随意筋で，女性と比較して強く，意識的に尿を我慢するときに用いられる。また男性では射精管が前立腺部尿道に精阜として開口する。

　女性の尿道は，膀胱頸部より始まり，腟前庭の外尿道口に開くまで成人では3～5cmの長さである。男性と比較して女性は尿道が短いことが，尿路感染症を起こしやすい原因のひとつであると言われる。女性尿道は前方では恥骨に，後方では腟壁に支えられており，腹圧上昇時には外尿道括約筋の収縮に加え，尿道前壁が可動性のない後壁に押し付けら

れて閉鎖する機構が尿禁制(失禁のない状態)の維持に重要である。妊娠や出産，加齢や肥満などで骨盤底筋が脆弱化し，この機構が破綻すると腹圧性尿失禁となる。

## 3 排尿のメカニズム

### 尿路の神経支配

尿意を感じても排尿の意思がない状態では失禁なく我慢することができ，また排尿の意思があるときには残尿なくスムーズに排出できる(表6)。このように膀胱と尿道からなる下部尿路は，蓄尿と排尿という2つの相反する機能を意識下にコントロールできる特殊な自律神経器官である。蓄尿と排尿の絶妙なバランスは中枢神経(脳・脊髄)および末梢神経により複雑に調整され，障害部位により特徴的な下部尿路機能障害を呈する(図3, 4)[30]。

表6 ▶ 正常な排尿とは？

- 1回の排尿量：200〜400mL
- 排尿にかかる時間：10〜30秒
- 1日の排尿量：1,000〜1,500mL
- 1日の排尿回数：5〜7回
- 排尿間隔：3〜5時間に1回

- おなかに力を入れなくても排尿できる。
- 尿が途中で途切れたり，なかなか終わらなかったりすることはない。
- 残尿感がない。
- 尿失禁や尿漏れがない。
- 排尿後すぐに尿意を感じることはない。
- 排尿のために夜起きることは普通はない。
- 尿意をはっきり感じ，ある程度の我慢もできる。

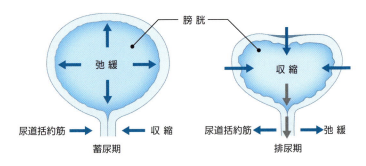

図3 ▶ 蓄尿と排尿のサイクル

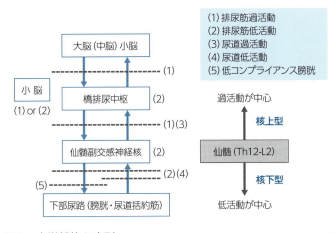

図4 ▶ 病巣部位と病型　　　　　　　　　（文献30をもとに作成）

## ●●● 末梢神経による排尿コントロール

　下部尿路は交感神経，副交感神経，および体性神経という3つの神経系の支配を受けている。交感神経系の興奮は蓄尿に，副交感神経系の興奮は排尿に関与する。体性神経は外尿道括約筋や骨盤底筋を収縮させ，尿禁制を保つのに重要である。中枢（脳・脊髄）から末梢（末梢神経・臓器）に指令を与える神経路を遠心路といい，末梢から中枢へ感覚情報を伝える経路（知覚神経路）を求心路と呼ぶ（図5）。

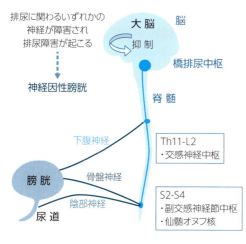

図5 ▶ 排尿に関わる神経

### 遠心路（図6, 7）[29]

#### ①交感神経（下腹神経）の節前ニューロン

胸腰髄（Th11-L2）から起こり，交感神経幹の下腸間膜神経節を経て骨盤神経叢（下下腹神経叢）に至り，膀胱・前立腺・尿道に分布する。節後線維は神経末端からノルアドレナリンを伝達物質として放出し，膀胱，尿道に作用する。交感神経刺激は$\beta$受容体を介して膀胱平滑筋を弛緩させる一方，膀胱頸部，尿道の平滑筋では主に$\alpha_1$受容体を介して収縮させる。過活動膀胱に適応となる$\beta_3$受容体刺激薬や，前立腺肥大症に伴う排尿障害に適応のある$\alpha_1$受容体遮断薬の作用点となる。

#### ②副交感神経（骨盤神経）の節前線維

仙髄（S2-S4）から起こり，骨盤神経叢を経て膀胱・尿道に分布する。節後線維は主にアセチルコリンを伝達物質とし，ムスカリン受容体を介して膀胱平滑筋を収縮させる。過活動膀胱に適応のあるムスカリン受容体拮抗薬（抗コリン薬）の作用点はここである。また副交感神経刺激は同時に一酸化窒素（NO）を介して尿道平滑筋を弛緩させることが知られ

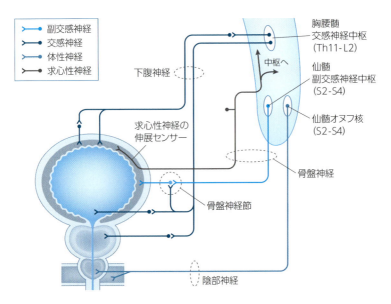

**図6 ▶ 下部尿路の末梢神経支配**　　　　　　（文献29，p12より引用）

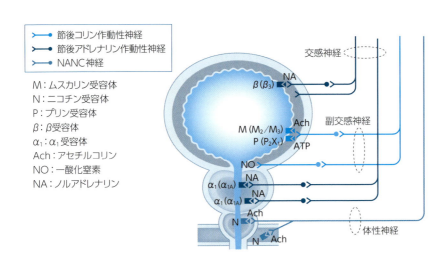

**図7 ▶ 下部尿路における神経伝達物質と受容体**　　（文献29，p13より引用）

ている。

③**体性神経（陰部神経）**

仙髄（S2-S4）オヌフ核から起こり，外尿道括約筋，坐骨海綿体筋，球海綿体筋に分布している。アセチルコリンを伝達物質として外尿道括約筋を収縮させる。

### 求心路

● **膀胱や尿道からの知覚求心性神経**

神経細胞体は後根神経節にあり，末梢側と中枢側へ向けて2本の神経線維を伸ばしている。膀胱からの刺激は骨盤神経，下腹神経を経由してそれぞれ，仙髄（S2-S4），胸髄（Th11-L2）の脊髄後角へと入力し，脊髄内および上位中枢に伝達される。また，尿道からの知覚にはこれらに加えて陰部神経を経由して仙髄（S2-S4）に運ばれるものもある。また膀胱からの知覚神経は，髄鞘を有し伝導速度の速いAδ線維と，髄鞘がなく伝導速度の遅いC線維に分類される。正常の排尿反射は骨盤神経を経由するAδ線維によって引き起こされるが，C線維は正常状態では反応せず，痛みなどの強い侵害刺激に反応する。

## 中枢神経（図5，8[31]）

蓄尿時には，脊髄求心路を上行してきた膀胱知覚情報は中脳水道灰白質を経由し，大脳前頭皮質と視床下部，および帯状回と脳幹（中脳，橋，延髄）との連絡によって処理され，排尿は抑制されている。排尿時にはこの抑制がとれることで橋排尿中枢が興奮し，仙髄からの副交感神経遠心路が活性化されると考えられている。

## 蓄尿のメカニズム（図9）[29]

蓄尿時には膀胱の十分な弛緩によって膀胱内圧は低く保たれ，また尿道も閉鎖していることで尿禁制が維持される。この蓄尿反射経路は脊髄

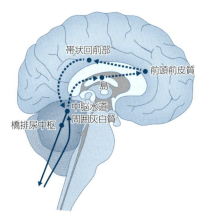

図8 ▶ 蓄尿・排尿時の中枢神経の働き
(文献31より引用)

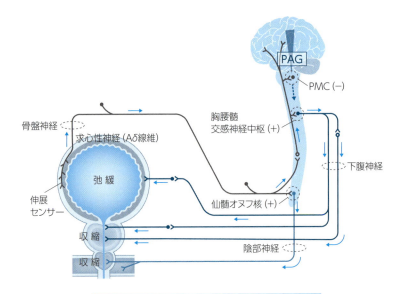

図9 ▶ 蓄尿のメカニズム
PAG：periaqueductal gray（中脳中心灰白質），PMC：pontine micturition center（橋排尿中枢）
(文献29, p14より改変)

で制御されている。

① 膀胱内に尿が溜まると膀胱壁が伸展し，膀胱に分布する求心性神経（Aδ線維）が興奮する。この膀胱伸展刺激（知覚情報）は下腹神経から胸腰髄へ，骨盤神経や陰部神経から仙髄へと伝達される。下腹神経や骨盤神経の求心路を上行し，脳幹部橋や中脳中心灰白質を経由して大脳へ投射され，尿意として認識する。

② 蓄尿期には脊髄−脳幹（橋）−脊髄を介する排尿反射経路が，大脳皮質までの上位中枢との連絡によって抑制されているため正常では排尿が起こらない。

③ 下腹神経遠心路の交感神経終末からは神経伝達物質であるノルアドレナリンが分泌され，β受容体を介して排尿筋を弛緩させ，低圧での蓄尿の維持が可能である。

④ 膀胱頸部や尿道では，ノルアドレナリンがα受容体を介して膀胱頸部や尿道平滑筋を収縮させることで禁制を保つ。この交感神経刺激は，同時に骨盤神経節において副交感神経の興奮伝達に抑制的に働いている。

⑤ 膀胱からの求心性刺激は仙髄においてオヌフ核を刺激し，その遠心路である陰部神経は神経終末からアセチルコリンを放出し，神経筋接合部位のニコチン受容体に結合して，横紋筋からなる外尿道括約筋の収縮を引き起こす。

## ●● 排尿のメカニズム（図10）[29]

① 膀胱が収縮すると同時に，尿道平滑筋，外尿道括約筋が弛緩し，排尿が開始される。

② 膀胱容量が十分量に達し，大脳皮質からの刺激が中脳中心灰白質を経て脳幹に存在する橋排尿中枢を興奮させたあと，仙髄副交感神経核を興奮させると骨盤神経を介して膀胱が収縮する。

③ 骨盤神経遠心路の副交感神経終末からはアセチルコリンが分泌さ

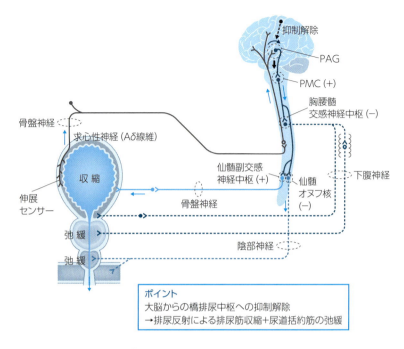

**図10 ▶ 排尿のメカニズム**

PAG：periaqueductal gray（中脳中心灰白質），PMC：pontine micturition center（橋排尿中枢）

（文献29, p15より改変）

れ，ムスカリン受容体を介して排尿筋を収縮させる。

④尿道に至る副交感神経終末からはNOが放出され，尿道平滑筋を弛緩させる。同時に，橋排尿中枢からの遠心路は，胸腰髄交感神経核（下腹神経）および仙髄オヌフ核（陰部神経）を抑制し，排尿筋の収縮と外尿道括約筋の弛緩を促す。

## 4 各種排尿症状（表7）[30]

### 蓄尿症状

　蓄尿症状とは，何らかの理由で十分に膀胱内に尿を溜められない状態のことを指す。過活動膀胱や尿失禁，小児の夜間遺尿（夜尿症）がこれに当たる。

①昼間頻尿

　日中起きている間の排尿回数が多いことで，通常，日中8回以上の排尿回数のことを指す。

②夜間頻尿

　夜間睡眠中に排尿のために起床することを指す。1回以上夜間に排尿に起きることと定義されるが，実臨床では2回以上の夜間の排尿回数を指すこともある。患者QOLに最も影響のある症状で，その原因も飲水過多，夜間多尿など全身の水分バランスの乱れによるものや高血圧，糖尿病などの生活習慣病に起因するもの，睡眠時無呼吸や，そのほか睡眠障害など様々な原因が考えられる。

表7 ▶ 主な下部尿路症状

| 蓄尿症状 | 排出症状 | 排尿後症状 |
| --- | --- | --- |
| ・昼間頻尿<br>・夜間頻尿<br>・尿意切迫感<br>・尿失禁<br>　腹圧性<br>　切迫性<br>　混合性<br>　機能性<br>　溢流性<br>・遺尿症<br>・夜間遺尿（夜尿症） | ・尿勢低下<br>・尿線分割/尿線散乱<br>・尿線途絶<br>・排尿遷延<br>・腹圧排尿<br>・終末滴下 | ・残尿感<br>・排尿後尿滴下<br>・夜間遺尿（夜尿症） |

（文献30をもとに作成）

③尿意切迫感

突然起きる，抑えきれない尿意のこと。トイレに駆け込まないといけない状態である。過活動膀胱における必須の症状で，通常の尿意とは明らかに質が異なる。

④遺尿症

昼夜を問わず，尿が不随意にあるいは無意識に排出されることを遺尿症といい，特に夜間にのみ起こることを夜間遺尿症という。夜間遺尿には夜尿症が含まれる。

## 尿失禁

失禁はそのタイプによって様々な状態があるが，代表的なものは以下の5つである。

①腹圧性尿失禁

咳やくしゃみ，重いものを持ったときに尿が漏れる状態のこと。女性に多く，妊娠や出産，閉経による女性ホルモンの枯渇など骨盤底筋の脆弱化や，肥満などで腹圧が過度にかかることなどが原因となることが多い。また男性でも前立腺疾患（癌，肥大症）の手術後に失禁が発生することがある。

②切迫性尿失禁

我慢のできない尿意に襲われ（尿意切迫感），その結果として失禁を起こすもの。特に過活動膀胱の患者で起こる。また細菌性膀胱炎や間質性膀胱炎，膀胱癌，膀胱結石でも起きるため，諸検査のうえ鑑別が必要である。

③混合性尿失禁

腹圧性と切迫性を両方とも併せ持つ状態のこと。

④機能性尿失禁

下部尿路機能は正常であるにもかかわらず，トイレまでの移動や脱衣までに時間を有することで失禁を起こすものを指す。運動療法やリハビ

リ，トイレ環境の変化で軽快する例も多い。

⑤溢流性尿失禁

尿がだらだらと漏れ出てくるような状態。神経因性膀胱をはじめとした排尿筋低活動（低活動膀胱）および，膀胱頸部や尿道の閉塞等が原因で排尿がうまくできず，残尿過多の状況下で起こりやすい。男性の場合は重度の前立腺肥大症で，女性の場合は子宮頸癌術後の患者などで起きやすい。溢流性尿失禁がある場合，上部尿路にも異常がある可能性もあり，採血による腎機能のチェックとエコーなどによる水腎症出現の有無のチェックが必要である。

## ●● 排出症状

排出症状とは，何らかの理由で尿の排泄が十分行えない状況のことを指す。特に男性の前立腺肥大症や末梢神経障害型の神経因性膀胱でよくみられる。

①尿勢低下

尿の勢いが弱いこと。男性の前立腺肥大症で著明であるが，女性においても年齢が高くなるにつれて膀胱収縮力が弱くなるため尿勢は低下する。

②尿線分割／尿線散乱

尿が1本でなく2本にわかれたり，飛び散ったりすること。前立腺肥大症のほかに，尿道狭窄，尿道腫瘍などでみられる。

③尿線途絶

排尿の途中で尿線が途切れること。

④排尿遷延

尿が出はじめるまでに時間がかかること。

⑤腹圧排尿

排尿が行えないためにお腹に力をいれ，息んで排尿すること。

⑥終末滴下

排尿の終わり頃に尿がぽとぽとと垂れること。

## ●● 排尿後症状

排尿後に出る症状のことを指す。

①残尿感

排尿後まだ残った感じがする。実際には残尿がないこともあり，超音波検査などで確認する。

②排尿後尿滴下

排尿後下着をつけてから尿が少し漏れてくる。尿道括約筋が機能しても男性の尿道は長いので，尿道内に尿が残りやすいために起こることがある。

### ● 文献

1) Jacobsen SJ, et al:Natural history of prostatism:risk factors for acute urinary retention. J Urol. 1997;158(2):481-7.
2) Sarma AV, et al:A population based study of incidence and treatment of benign prostatic hyperplasia among residents of Olmsted County, Minnesota:1987 to 1997. J Urol. 2005;173(6):2048-53.
3) Anderson JB, et al:The progression of benign prostatic hyperplasia: examining the evidence and determining the risk. Eur Urol. 2001; 39(4):390-9.
4) Tsukamoto T, et al:Prevalence of prostatism in Japanese men in a community-based study with comparison to a similar American study. J Urol. 1995;154(2 Pt 1):391-5.
5) Masumori N, et al:Japanese men have smaller prostate volumes but comparable urinary flow rates relative to American men:results of community based studies in 2 countries. J Urol. 1996;155(4):1324-7.
6) Masumori N, et al:Natural history of lower urinary tract symptoms

in men-result of a longitudinal community-based study in Japan. Urology. 2003;61(5):956-60.

7) Parsons JK: Benign prostatic hyperplasia and male lower urinary tract symptoms: epidemiology and risk factors. Curr Bladder Dysfunct Rep. 2010;5(4):212-8.

8) 日本泌尿器科学会,編:男性下部尿路症状・前立腺肥大症診療ガイドライン.リッチヒルメディカル, 2017, p49-57.

9) Gacci M, et al: Metabolic syndrome and benign prostatic enlargement: a systematic review and meta-analysis. BJU Int. 2015;115(1):24-31.

10) 本間之夫,他:排尿に関する疫学的研究.日排尿機能会誌.2003;14(2):266-77.

11) 日本排尿機能学会過活動膀胱診療ガイドライン作成委員会,編:過活動膀胱診療ガイドライン.第2版.リッチヒルメディカル, 2015, p78-85.

12) Homma Y, et al: An epidemiological survey of overactive bladder symptoms in Japan. BJU Int. 2005;96(9):1314-8.

13) Irwin DE, et al: Worldwide prevalence estimates of lower urinary tract symptoms, overactive bladder, urinary incontinence and bladder outlet obstruction. BJU Int. 2011;108(7):1132-8.

14) Dallosso HM, et al: The association of diet and other lifestyle factors with overactive bladder and stress incontinence: a longitudinal study in women. BJU Int. 2003;92(1):69-77.

15) Link CL, et al: The association of adiposity and overactive bladder appears to differ by gender: results from the Boston Area Community Health survey. J Urol. 2011;185(3):955-63.

16) Ohgaki K, et al: Association between metabolic syndrome and male overactive bladder in a Japanese population based on three different sets of criteria for metabolic syndrome and the Overactive

Bladder Symptom Score. Urology. 2012;79(6):1372-8.

17) Hirayama A, et al:Risk factors for new-onset overactive bladder in older subjects:results of the Fujiwara-kyo study. Urology. 2012;80(1):71-6.

18) Matsumoto S, et al:Relationship between overactive bladder and irritable bowel syndrome:a large-scale internet survey in Japan using the overactive bladder symptom score and Rome Ⅲ criteria. BJU Int. 2013;111(4):647-52.

19) Ikeda Y, et al:Risk factors for overactive bladder in the elderly population:a community-based study with face-to-face interview. Int J Urol. 2011;18(3):212-8.

20) Chung JM, et al:Prevalence and associated factors of overactive bladder in Korean children 5-13 years old:a nationwide multicenter study. Urology. 2009;73(1):63-7;discussion 68-9.

21) Kajiwara M, et al:Nocturnal enuresis and overactive bladder in children:an epidemiological study. Int J Urol. 2006;13(1):36-41.

22) Irwin DE, et al:Population-based survey of urinary incontinence, overactive bladder, and other lower urinary tract symptoms in five countries:results of the EPIC study. Eur Urol. 2006;50(6):1306-15.

23) Yamada Y, et al:A survey on clinical practice of interstitial cystitis in Japan. Transl Androl Urol. 2015;4(5):486-90.

24) 河内明宏, 他:正常児および夜尿児の膀胱容量・夜間尿量および夜間の排尿行動の発達に関する調査研究. 日泌会誌. 1993;84(10):1811-20.

25) Kajiwara M, et al:Nocturnal enuresis and overactive bladder in children:an epidemiological study. Int J Urol. 2006;13:36-41.

26) 赤司俊二:長期治療解析例による初診時臨床所見スコアー化の試みと治療予後の推定. 夜尿症研. 2009;14:29-33.

27) Neveus T, et al:Evaluation of and treatment for monosymptomatic

enuresis:a standardization document from the International Children's Continence Society. J Urol. 2010;183(2):441-7.
28) 日本夜尿症学会，編：夜尿症診療ガイドライン2016. 診断と治療社, 2016, p4-5.
29) 山口　脩, 他監：図説 下部尿路機能障害. メディカルレビュー社, 2004.
30) 山西友典, 他：神経因性下部尿路機能障害(神経因性膀胱)の機序と治療の最新知識. Spinal Surgery. 2013;27(1):4-12.
31) 松本吉弘, 他：下部尿路機能障害のdiagnostics 下部尿路機能障害のメカニズム. Uro-Lo:泌尿器Care & Cure. 2016;21(2):160-4.

# 2章 排尿障害の検査方法

# 2章 排尿障害の検査方法

　排尿障害の治療を行う上での最大の目的は，患者のQOLを向上させることである。よって初診時だけでなく治療途中の自覚症状の変化を評価することは，満足のいく治療を行う上で非常に重要である。また，自覚症状には乏しくても，他覚症状のみ異常を認める症例もある。排尿障害では神経因性膀胱，尿路悪性腫瘍，尿路感染症の鑑別や腎機能障害の出現・増悪を予防することも重要な位置を占めるため，自覚症状に乏しくても，他覚所見の増悪や随伴症状が出現した場合には，積極的に加療を行うほうがよい。

## 1 自覚症状の評価方法

　基本的には，外来での医療面接時の一般的な問診で症状や病歴の聴取を行うが，質問票を使用した症状の把握が聞き漏らしもなく有用であることが多い。ここでは代表的な症状に合わせた各種質問票を紹介する。

### ●● 国際前立腺症状スコア (international prostate symptom score: IPSS，表1)

　IPSSは男性のみならず女性にも使用可能なアンケート調査である。①残尿感，②昼間頻尿，③尿線途絶，④尿意切迫感，⑤尿勢減弱，⑥腹圧排尿，⑦夜間頻尿の7つの質問項目（各0～5点，35点満点）から構成される[1]。なお，失禁に関する質問はない。
　点数によって重症度分類がなされる。すなわち合計スコアにより軽症（0～7点），中等症（8～19点），重症（20～35点）へと分類される。

QOLスコアは0～6点までの7段階に分類され，軽症（0～1点），中等症（2～4点），重症（5～6点）に区分される。中等症以上が治療介入のよい適応とされる。

## 過活動膀胱症状スコア（overactive bladder symptom score：OABSS，表2）

過活動膀胱（overactive bladder：OAB）に特異的な症状質問票で，①昼間頻尿，②夜間頻尿，③尿意切迫感，④切迫性尿失禁の4つの質問項目からなる。OABは尿意切迫感が2点以上でかつ合計スコアが3点以上と定義される[2]。またOABSSはOABの診断のみならず，重症度判定にも使用される。合計スコアが5点以下を軽症，6～11点を中等症状，12点以上を重症と判定する。

## 主要下部尿路症状スコア（core lower urinary tract symptom score：CLSS，表3）

CLSSは，わが国で開発された排尿症状に関する質問票である。IPSSやOABSSに含まれている排尿症状，蓄尿症状に加え，下腹部や膀胱部の痛みに関する質問項目もあり，慢性骨盤痛症候群や間質性膀胱炎なども抽出しやすい。合計10個の質問があり，性別や疾患の別によらず，特に初診時に聞き落としがないような包括的な構成になっている。

## 夜間頻尿QOL質問票（nocturia-quality of life：N-QOL，表4）

夜間頻尿に特化した質問票である。N-QOLは，「睡眠/活力」に関する6項目，「悩み/心配」に関する6項目，「全般的な生活の質」に関する1項目の計13項目からなり，各項目0～4点で評価される。質問票では各項目とも点数が高いほうがQOLは低く設定されているが，最後の全般的な質問に対する項目を除く12項目についての合計を，点数が高い

**表1 ▶ 国際前立腺症状スコア**

| どれくらいの割合で次のような症状がありましたか | まったくない | 5回に1回の割合より少ない | 2回に1回の割合より少ない | 2回に1回の割合くらい | 2回に1回の割合より多い | ほとんどいつも |
|---|---|---|---|---|---|---|
| この1カ月の間に，尿をしたあとにまだ尿が残っている感じがありましたか | 0 | 1 | 2 | 3 | 4 | 5 |
| この1カ月の間に，尿をしてから2時間以内にもう一度しなくてはならないことがありましたか | 0 | 1 | 2 | 3 | 4 | 5 |
| この1カ月の間に，尿をしている間に尿が何度もとぎれることがありましたか | 0 | 1 | 2 | 3 | 4 | 5 |
| この1カ月の間に，尿を我慢するのが難しいことがありましたか | 0 | 1 | 2 | 3 | 4 | 5 |
| この1カ月の間に，尿の勢いが弱いことがありましたか | 0 | 1 | 2 | 3 | 4 | 5 |
| この1カ月の間に，尿をしはじめるためにお腹に力を入れることがありましたか | 0 | 1 | 2 | 3 | 4 | 5 |

| | 0回 | 1回 | 2回 | 3回 | 4回 | 5回以上 |
|---|---|---|---|---|---|---|
| この1カ月の間に，夜寝てから朝起きるまでに，普通何回尿をするために起きましたか | 0 | 1 | 2 | 3 | 4 | 5 |

IPSS＿＿＿＿＿点

| | とても満足 | 満足 | ほぼ満足 | なんともいえない | やや不満 | いやだ | とてもいやだ |
|---|---|---|---|---|---|---|---|
| 現在の尿の状態がこのまま変わらずに続くとしたら，どう思いますか | 0 | 1 | 2 | 3 | 4 | 5 | 6 |

QOLスコア＿＿＿＿＿点

（文献1，p84より転載）

**表2 ▶ 過活動膀胱症状スコア**

| 質問 | 症状 | 点数 | 頻度 |
|---|---|---|---|
| 1 | 朝起きた時から寝る時までに，何回くらい尿をしましたか | 0 | 7回以下 |
| | | 1 | 8〜14回 |
| | | 2 | 15回以上 |
| 2 | 夜寝てから朝起きるまでに，何回くらい尿をするために起きましたか | 0 | 0回 |
| | | 1 | 1回 |
| | | 2 | 2回 |
| | | 3 | 3回以上 |
| 3 | 急に尿がしたくなり，我慢が難しいことがありましたか | 0 | なし |
| | | 1 | 週に1回より少ない |
| | | 2 | 週に1回以上 |
| | | 3 | 1日1回くらい |
| | | 4 | 1日2〜4回 |
| | | 5 | 1日5回以上 |
| 4 | 急に尿がしたくなり，我慢できずに尿をもらすことがありましたか | 0 | なし |
| | | 1 | 週に1回より少ない |
| | | 2 | 週に1回以上 |
| | | 3 | 1日1回くらい |
| | | 4 | 1日2〜4回 |
| | | 5 | 1日5回以上 |
| | 合計点 | | 点 |

(文献2, p105より引用)

### 表3 ▶ 主要下部尿路症状スコア

この1週間の状態にあてはまる回答を**1つだけ**選んで，数字に○をつけてください．

| 何回くらい，尿をしましたか | | | | | |
|---|---|---|---|---|---|
| 1 | 朝起きてから寝るまで | 0 | 1 | 2 | 3 |
| | | 7回以下 | 8〜9回 | 10〜14回 | 15回以上 |
| 2 | 夜寝ている間 | 0 | 1 | 2 | 3 |
| | | 0回 | 1回 | 2〜3回 | 4回以上 |

| 以下の症状が，どれくらいの頻度でありましたか | | なし | たまに | 時々 | いつも |
|---|---|---|---|---|---|
| 3 | 我慢できないくらい，尿がしたくなる | 0 | 1 | 2 | 3 |
| 4 | 我慢できずに，尿がもれる | 0 | 1 | 2 | 3 |
| 5 | 咳・くしゃみ・運動のときに，尿がもれる | 0 | 1 | 2 | 3 |
| 6 | 尿の勢いが弱い | 0 | 1 | 2 | 3 |
| 7 | 尿をするときに，お腹に力を入れる | 0 | 1 | 2 | 3 |
| 8 | 尿をした後に，まだ残っている感じがする | 0 | 1 | 2 | 3 |
| 9 | 膀胱（下腹部）に痛みがある | 0 | 1 | 2 | 3 |
| 10 | 尿道に痛みがある | 0 | 1 | 2 | 3 |

1から10の症状のうち，困る症状を**3つ以内**で選んで番号に丸をつけてください

| 1 | 2 | 3 | 4 | 5 | 6 | 7 | 8 | 9 | 10 | 0 該当なし |
|---|---|---|---|---|---|---|---|---|---|---|

上で選んだ症状のうち，もっとも困る症状の番号に丸をつけてください（**1つだけ**）

| 1 | 2 | 3 | 4 | 5 | 6 | 7 | 8 | 9 | 10 | 0 該当なし |
|---|---|---|---|---|---|---|---|---|---|---|

現在の排尿の状態がこのまま変わらずに続くとしたら，どう思いますか？

| 0 | 1 | 2 | 3 | 4 | 5 | 6 |
|---|---|---|---|---|---|---|
| とても満足 | 満足 | やや満足 | どちらでもない | 気が重い | いやだ | とてもいやだ |

（文献1, p86より転載）

## 表4 ▶ 夜間頻尿QOL質問票（N-QOL質問票）日本語版

この質問票は「夜間排尿のために起きなければならないこと」があなたにどのように影響を及ぼしているかをお尋ねするものです。

この4週間に，夜間尿をするために起きなければならなかったことによって，以下のことがどの程度ありましたか？

1. 翌日，ものごとに集中することが難しかった
    - 毎日 ☐4
    - ほぼ毎日 ☐3
    - ときどき ☐2
    - 稀に ☐1
    - まったくなかった ☐0

2. 翌日，全般的に活力の低下を感じた
    - 毎日 ☐4
    - ほぼ毎日 ☐3
    - ときどき ☐2
    - 稀に ☐1
    - まったくなかった ☐0

3. 日中，昼寝が必要であった
    - 毎日 ☐4
    - ほぼ毎日 ☐3
    - ときどき ☐2
    - 稀に ☐1
    - まったくなかった ☐0

4. 翌日，ものごとがはかどらなかった
    - 毎日 ☐4
    - ほぼ毎日 ☐3
    - ときどき ☐2
    - 稀に ☐1
    - まったくなかった ☐0

5. 楽しい活動（余暇や活動など）に参加することが減った
    - 非常に ☐4
    - かなり ☐3
    - 中くらい ☐2
    - 少し ☐1
    - まったくなかった ☐0

6. 水分をいつ，どれくらい飲むかについて気を使わなければならなくなった
    - 常に ☐4
    - ほぼ常に ☐3
    - ときどき ☐2
    - 稀に ☐1
    - まったくなかった ☐0

（次頁へつづく）

| 7. 夜，十分睡眠をとることが難しかった | |
|---|---|
| | 毎晩 □4 |
| | ほぼ毎晩 □3 |
| | ときどき □2 |
| | 稀に □1 |
| | まったくなかった □0 |

この4週間に，以下のことがどの程度ありましたか？

| 8. 夜間，尿をするために起きなければならないので，家族や同席者に迷惑をかけているのではないかと気になった | |
|---|---|
| | 非常に □4 |
| | かなり □3 |
| | 中くらい □2 |
| | 少し □1 |
| | まったくなかった □0 |
| | 家族や同居人はいない □9 |

| 9. 夜間，尿をするために起きなければならないことで，頭がいっぱいになった | |
|---|---|
| | 常に □4 |
| | ほぼ常に □3 |
| | ときどき □2 |
| | 稀に □1 |
| | まったくなかった □0 |

| 10. 今後，この状態がさらに悪くなることが心配だった | |
|---|---|
| | 非常に □4 |
| | かなり □3 |
| | 中くらい □2 |
| | 少し □1 |
| | まったくなかった □0 |

| 11. この状態（夜間，尿をするために起きなければならないこと）に対する有効な治療法がないことが心配だった | |
|---|---|
| | 非常に □4 |
| | かなり □3 |
| | 中くらい □2 |
| | 少し □1 |
| | まったくなかった □0 |

| 12. 全体として，この4週間に，夜間，尿をするために起きなければならないことは，どれくらい煩わしかったですか | |
|---|---|
| | 非常に □4 |
| | かなり □3 |
| | 中くらい □2 |
| | 少し □1 |
| | まったくなかった □0 |

（次頁へつづく）

13. 全体として，夜間，尿をするために起きなければならないことは，どれくらい日常生活を妨げていますか
　　0（まったくない）から10（非常にある）までの間の数字に○をつけて下さい

0　 1　 2　 3　 4　 5　 6　 7　 8　 9　 10
まったくない　　　　　　　　　　　　　　　　　　　非常にある

（文献3，p32-4より引用）

ほどQOLが良好となるように0～100点に換算して，最終的にこれをN-QOLスコアとする[3]。

## 国際尿失禁会議：尿失禁症状・QOL評価質問票（ICIQ-SF，表5）[4]

年齢・性別に関係なく使用できる尿失禁に特化した質問票である。尿失禁の頻度や量，失禁によるQOL障害の程度や失禁の場面に関するアンケートである。

## ② 他覚所見の評価方法

### 尿検査・血液検査

尿検査でわかることは意外と多い。簡便で侵襲もなく尿路感染症（尿中白血球↑，細菌陽性）や，多尿（比重↓，浸透圧↓），尿路悪性腫瘍（尿中赤血球↑，異形細胞陽性）といった泌尿器に関連する疾患だけでなく，内分泌疾患（尿糖陽性，ケトン体陽性）や消化器疾患（ウロビリノーゲン・ビリルビン陽性）のスクリーニング機能を果たすこともある。尿路感染症が疑われれば尿培養を，尿路悪性腫瘍を疑う場合には尿細胞診を提出の上，異常があれば泌尿器科専門医にコンサルトが必要である。

また水腎症を認めるなど，腎機能障害を疑う場合には，血清クレアチ

**表5 ▶ 国際尿失禁会議：尿失禁症状・QOL評価質問票 (ICIQ-SF) 日本語版**

この1週間の状態にあてはまる回答を**1つだけ**選んで，数字に○をつけてください．

| 1. どれくらいの頻度で尿が漏れますか？（ひとつの□をチェック） | |
|---|---|
| □ なし | [0] |
| □ おおよそ1週間に1回あるいはそれ以下 | [1] |
| □ 1週間に2〜3回 | [2] |
| □ おおよそ1日に1回 | [3] |
| □ 1日に数回 | [4] |
| □ 常に | [5] |
| 2. あなたはどれくらいの量の尿漏れがあると思いますか？<br>（あてものを使う使わないにかかわらず，通常はどれくらいの尿漏れがありますか？） | |
| □ なし | [0] |
| □ 少量 | [2] |
| □ 中等量 | [4] |
| □ 多量 | [6] |
| 3. 全体として，あなたの毎日の生活は尿漏れのためにどれくらいそこなわれていますか？ | |
| 0　1　2　3　4　5　6　7　8　9　10<br>まったくない　　　　　　　　　　　　　　　　　　非常にある | |
| 4. どんなときに尿が漏れますか？（あなたに当てはまるものをすべてをチェックして下さい） | |
| □ なし：尿漏れはない | |
| □ トイレにたどりつく前に漏れる | |
| □ 咳やくしゃみをしたときに漏れる | |
| □ 眠っている間に漏れる | |
| □ 体を動かしているときや運動している時に漏れる | |
| □ 排尿を終えて服を着たときに漏れる | |
| □ 理由がわからずに漏れる | |
| □ 常に漏れている | |

2001年第2回International Consultation on Incontinenceにて作成・推奨された尿失禁の症状・QOL質問票．尿失禁における自覚症状・QOL評価質問票として，質問1〜3までの点数を合計して，0〜21点で評価する．点数が高いほど重症となる

（文献4より引用）

ニンを測定する。さらに男性患者で50歳以上の排尿障害を有する患者では前立腺癌のスクリーニング目的に前立腺特異抗原（PSA）の測定が望まれる。

## 排尿日誌（図1）[5]

外来時に聴取した質問票による調査と，実際の家庭生活における排尿習慣にずれが見られることがある。実生活での排尿状態の把握のために排尿日誌に，①排尿した時間，②排尿量，③尿意切迫感の有無，④尿失禁の有無，⑤飲水量，⑥その他排尿に関する生活上の変化を3日間程度記載してもらう。日誌の記載にあたり患者の負担も大きいが，生活習慣を見直すきっかけにもなり，各種排尿症状の鑑別にも非常に有用な診断ツールである。排尿日誌に関しては日本排尿機能学会のウェブサイトより無料でダウンロード可能である。

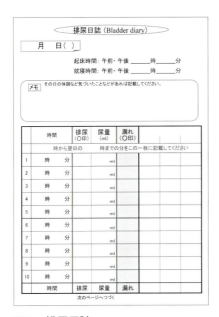
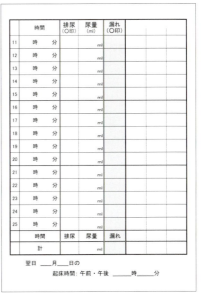

図1 ▶ 排尿日誌　　　　　　　　　　　　　　　　　　（文献5より引用）

## ●● 残　尿

　以前はカテーテルを用いた導尿で残尿量を測定していた．導尿は，身体的にも精神的にも侵襲を伴う処置である．超音波装置を用いた残尿測定が簡便で，正確性も担保されており，最近の実臨床では広く用いられている（図2）[1]．また最近は残尿や貯尿量が数値として反映される機械もあり，残尿だけでなく，尿意が不十分な患者において，適切な時間に排尿を誘導する目的としての使用も可能で，看護師などでも容易に取り扱いが可能である［リリアム®α-200（リリアム大塚，図3）[6]，ブラッダースキャン®BVI6100（シスメックス，図4）[7]］．

## ●● 腹部超音波検査

　水腎症，尿路結石，前立腺肥大の有無および，泌尿器臓器の腫瘍性病変の鑑別目的に行われる．特に慢性の排尿困難がある患者では，残尿過多により上部尿路に尿の停滞や逆流が起こり，水腎症を呈することがある．また，尿路結石の中でも膀胱結石は頻尿や尿失禁の原因となりうるため，このような疾患のスクリーニングに腹部超音波検査は重要である．

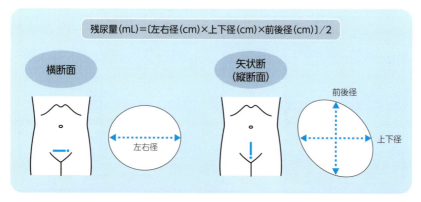

**図2 ▶ 超音波検査による残尿測定方法の例**　　　　　　　（文献1，p82より転載）

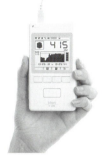 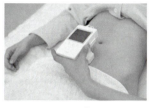 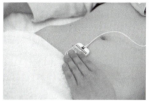

図3 ▶ リリアム®α-200　　　　　　　　（文献6より転載）

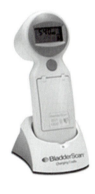 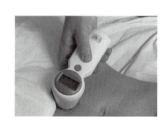

図4 ▶ ブラッダースキャン® BVI6100
（文献7より転載）

## ●● 尿流動態検査（図5，6）

排尿機能専門外来を有する病院やクリニックで主に施行されている検査である。神経因性膀胱の診断や前立腺肥大症などの手術適応決定のために重要な検査で，この検査により膀胱容量，排尿量，尿の勢い（尿勢），排尿筋収縮力，排尿筋過活動の有無や尿路閉塞の有無，尿失禁時の尿道括約筋の収縮力など様々な情報を入手することができる。

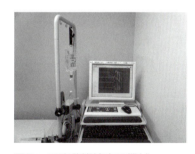

図5 ▶ 尿流動態検査の機械
(Mediwatch Duet Logic G2, Mediwatch)

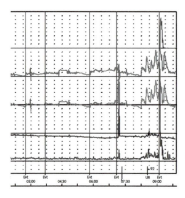

図6 ▶ 尿流動態検査例

## 直腸診

　特に男性で前立腺炎，前立腺肥大症，前立腺癌の鑑別目的に行われる。仰臥位で膝を抱えた状態にて行う。前立腺炎では直腸診で疼痛を，前立腺肥大症では弾性硬，前立腺癌では典型的な症例では，疼痛を伴わない石のように硬い（石様硬）腫瘤を触れる。

　また神経因性膀胱の鑑別目的に，肛門反射（肛門に入れた示指で肛門粘膜を刺激すると肛門括約筋が収縮する）や球海綿体反射［bulbocavernosus reflex（BCR），男性では亀頭部，女性ではクリトリスを刺激すると肛門括約筋が収縮する］を直腸診時に同時に検査する。

　排尿日誌に関しては保険点数がついていない。しかし，排尿日誌をつけることが認知行動療法のひとつになりうると考えられる。継続して記載してもらってもいいが，患者の負担が大きい場合には外来受診直前の2～3日，可能な範囲内で記載してもらってよい。

　適切な治療を行っても症状の軽快が認められない場合や，各種検査等を行っても尿路感染を繰り返したり，血尿があったり，残尿が多く神経因性膀胱などを疑う場合，また腹部超音波検査で水腎症を認める場合には

泌尿器科専門医へコンサルトすることが望ましい。

● 文 献

1) 日本泌尿器科学会，編：男性下部尿路症状・前立腺肥大症診療ガイドライン．リッチヒルメディカル, 2017, p82-6.
2) 過活動膀胱診療ガイドライン作成委員会, 編：過活動膀胱診療ガイドライン．第2版. リッチヒルメディカル, 2015, p105.
3) 日本排尿機能学会 夜間頻尿診療ガイドライン作成委員会，編：夜間頻尿診療ガイドライン. Blackwell Publishing, p32-4.
4) 後藤百万, 他：尿失禁の症状・QOL質問票　スコア化ICIQ-SF. 日本神経因性膀胱学会誌. 2001; 12(2): 227-31.
5) 日本排尿機能学会：排尿日誌 [http://japanese-continence-society.kenkyuukai.jp/special/?id=15894]
6) リリアム大塚：リリアム®α-200 [https://www.lilium.otsuka/lilium200/]
7) シスメックス：ブラッダースキャン® [https://primary-care.sysmex.co.jp/medical_support/product/2013/03/bvi6100.html]

# 3章 排尿機能改善薬

# 3章 排尿機能改善薬

　排尿機能改善薬は，①膀胱に溜まった（蓄尿された）尿を出しやすくする薬剤，②膀胱の蓄尿機能を改善する薬剤，③その他尿失禁や，主に自覚症状を改善する薬剤等にわけられる。

　排出症状を改善する薬剤には$α_1$受容体遮断薬，ホスホジエステラーゼ（phosphodiesterase：PDE）5阻害薬，5α還元酵素阻害薬がある。蓄尿機能を改善する薬剤には，抗コリン薬や$β_3$受容体刺激薬があり，またその他の薬剤として腹圧性尿失禁の改善を目的とした$β_2$受容体刺激薬，自覚症状の改善を目的とした植物製剤，漢方薬などが挙げられる。各薬剤単独での治療に抵抗を示す場合には薬剤の増量や変更，機序の違った薬剤との併用療法が行われることがある。

　本章では，それぞれ代表的な薬剤について，その効果の機序と有害事象などについて述べる。

## 1　$α_1$受容体遮断薬

　交感神経系は膀胱内への尿貯留に関して重要な働きをしている。その中でも特に$α_1$受容体は前立腺，膀胱頸部，尿道に多く存在し，加齢や炎症，前立腺腫大など何らかの原因により，$α_1$受容体の過剰発現が起こると尿の排出に異常（排尿困難，残尿の増加など）をきたすこととなる。$α_1$受容体遮断薬は前立腺，膀胱頸部，尿道における内因性のカテコラミンと$α_1$受容体との結合を阻害することにより効果を発現する（図1）[1]。すなわち，下部尿路の緊張を緩和することで症状の改善を図る。

　一般的に$α_1$受容体の効果は比較的早期に出現する。また$α_1$受容体に

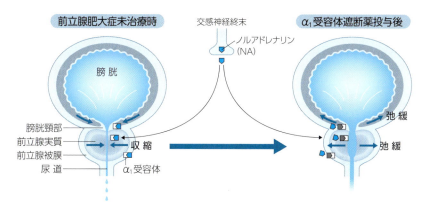

**図1 ▶ $\alpha_1$受容体遮断薬の作用機序**　　　　　　　　　(文献1, p42-9をもとに作成)

は3つのサブタイプ($\alpha_{1a}$, $\alpha_{1b}$, $\alpha_{1d}$) が同定されており，ヒト前立腺や膀胱頸部，尿道には$\alpha_{1a}$受容体および$\alpha_{1d}$受容体が多く分布している。一方，$\alpha_{1b}$受容体は主に血管系に存在している。近年，使用可能となった薬剤はいずれも$\alpha_{1b}$への選択性は低く，また臓器特異性も高いため有害事象は比較的少ないと考えられる。

## ●● $\alpha_1$受容体遮断薬の種類（表1）

### ①タムスロシン（ハルナール®）

　$\alpha_{1a}$受容体に比較的高い選択性を持つ。排尿症状，蓄尿症状のいずれに関してもバランスよく効果を発揮する。

### ②ナフトピジル（フリバス®）

　$\alpha_{1d}$受容体に比較的高い選択性を持つ。$\alpha_1$受容体遮断薬の中では下部尿路症状のうち，特に蓄尿症状が強い症例に効果を発揮することが期待される[2]。

### ③シロドシン（ユリーフ®）

　特に$\alpha_{1a}$受容体に強い選択性を持つ。1日2回までの内服が可能で用量調節もできる。

**表1 ▶ 一般的に処方されている$\alpha_1$受容体遮断薬**

| 一般名<br>(商品名) | $\alpha_1$受容体選択性 | 一般的な投与量 | 剤形 |
|---|---|---|---|
| タムスロシン<br>(ハルナール®) | $\alpha_{1a} > \alpha_{1d} > \alpha_{1b}$ | 1回0.1〜0.2mg<br>1日1回 | カプセル錠<br>口腔内崩壊剤 |
| ナフトピジル<br>(フリバス®) | $\alpha_{1d} > \alpha_{1a} > \alpha_{1b}$ | 1回25〜75mg<br>1日1回 | 錠剤<br>口腔内崩壊剤 |
| シロドシン<br>(ユリーフ®) | $\alpha_{1a} >> \alpha_{1b} = \alpha_{1d}$ | 1回2〜4mg<br>1日2回 | 錠剤<br>口腔内崩壊剤 |
| ウラピジル<br>(エブランチル®)* | $\alpha_{1a} = \alpha_{1b} = \alpha_{1d}$ | 1回15〜45mg<br>1日2回 | カプセル錠 |

＊：女性に対してはウラピジルのみが保険適用である

④ウラピジル（エブランチル®）

　女性に対しては「神経因性膀胱」との診断名のもと本剤のみ保険適用がある。用量の増減が可能であるが，$\alpha_1$受容体に対する選択性がないため，血圧低下や起立性低血圧など循環器系の有害事象の発症には十分注意する必要がある。

### 有害事象

　$\alpha_1$受容体は尿路だけではなく全身に広く分布することから，臓器特異的な有害事象を発症させる（表2）。また，サブタイプ選択性の違いによっても有害事象の出現リスクは異なってくる。

①心血管系

　血圧低下・起立性低血圧：心血管系には$\alpha_{1b}$受容体が豊富なため，血管系への作用によって症状がみられることがある。$\alpha_{1a}$および$\alpha_{1d}$受容体への選択性が高い薬剤では比較的安全に使用できると考えられる[3]。起立性低血圧の有害事象の発症は20〜55％との報告[4]もあるが，$\alpha_1$受容体遮断薬が適応となるであろう高齢者では，元来起立性低血圧は起こりやすく，$\alpha_1$受容体遮断薬の新規あるいは追加処方時には十分注意が

**表2 ▶ $α_1$受容体遮断薬でみられる主な有害事象**

| 障害部位 | 症　状 |
|---|---|
| 心血管系 | 血圧低下<br>起立性低血圧 |
| 頭頸部 | 頭痛<br>めまい<br>鼻閉感 |
| 消化器系 | 吐き気 |
| 泌尿器系 | 頻尿<br>尿失禁<br>射精障害 |

必要である[3]。

**②頭頸部**

　頭痛・鼻閉感：頭頸部の血管内の$α_1$受容体に作用し頭痛を，鼻粘膜の血管に作用し鼻閉感を訴えることがある。

　眼症状：白内障の患者では術中虹彩緊張低下症候群（intraoperative floppy iris syndrome：IFIS）をきたし，手術の妨げになる場合がある[5]。これは，「虹彩の弛緩と膨張」「進行性の縮瞳」「虹彩の脱出」を3主徴とする症候群である。$α_1$受容体遮断薬を内服している患者で白内障の手術適応がある場合には担当眼科医への適切な情報提供が必要である。また，白内障の手術を控えている初発の排尿障害患者では，眼科術後まで$α_1$受容体遮断薬の投与開始は控えることが望ましい。

**③泌尿器系**

　射精障害：$α_1$受容体遮断薬が精管や精囊，膀胱頸部に作用することによって精液を尿道に送りこめない，あるいは膀胱に逆流する（逆行性射精）といった症状を誘発する。特に若年者や性交渉のある患者に処方する際には注意が必要である。

#### 患者への説明

α₁受容体遮断薬を利尿薬や降圧薬と勘違いしている患者にしばしば遭遇する。初診時の服薬指導時に多くみられる誤解である。「尿量が増えるかもしれないから飲みたくない」「むくみがまったく取れないから内服を中止した」「血圧の薬は既に処方されている」などと患者から治療を拒否されることがある。このような場合，α₁受容体遮断薬には利尿作用がないこと，高いサブタイプ選択性により降圧作用はほとんどないことなど，患者に正しく服薬指導を行うことが重要である。

#### 処方する上で注意すること

α₁受容体遮断薬は比較的安全に使用できる薬剤であるが，特に高齢者では有害事象が出やすいと考えられるため，なるべく低用量から使用することを心がける。

## ❷ 抗コリン薬・β₃受容体刺激薬

頻尿や尿意切迫感を中心とした過活動膀胱などの下部尿路症状に対して，抗コリン薬は広く使用されてきた。抗コリン薬は特に蓄尿時に膀胱平滑筋に作用し，アセチルコリンのムスカリン作動性アセチルコリン受容体への結合を遮断する。膀胱の意図しない収縮を抑制することでより蓄尿が可能になる(図2)。しかし，排尿期にも影響を及ぼすことがあり，残尿の増加や排尿困難から尿閉に至る可能性もあるため，定期的に超音波検査などで残尿量をフォローしながら処方する必要性がある。ムスカリン受容体は全身に存在し，5つのサブタイプが同定されている。膀胱以外にも腸管や唾液腺，認知機能などに影響を及ぼす可能性がある(表3)[6]。

最近使用可能となったβ₃受容体刺激薬は抗コリン薬とは違った経路で蓄尿期の膀胱容量を増やし，排尿期には影響を与えず，さらに全身の

表3 ▶ ムスカリン受容体サブタイプの分布と働き

| サブタイプ | 分 布 | 機 能 |
|---|---|---|
| $M_1$ | 脳（皮質，海馬），腺，交感神経節 | 記憶学習 |
| $M_2$ | 心臓，平滑筋 | 平滑筋収縮 |
| $M_3$ | 平滑筋，腺，脳 | 唾液分布，膀胱収縮 |
| $M_4$ | 脳（前脳，線条体） | ― |
| $M_5$ | 脳（黒質），眼 | ― |

（文献6より引用）

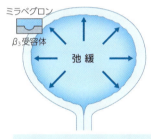
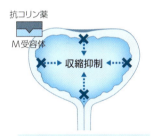

図2 ▶ $\beta_3$受容体作動薬と抗コリン薬の作用機序

（文献7, p35-6より引用）

有害事象も少ない薬剤として期待され，第一選択薬として使用する機会も増えてきた（図2）[7]。

## ●● 抗コリン薬（表4）

① ソリフェナシン（ベシケア®）

　$M_3$受容体にやや選択性が高く膀胱への臓器特異性も高い。半減期が

**表4 ▶ 過活動膀胱の治療薬として一般的に処方されている抗コリン薬**

| 一般名<br>(商品名) | ムスカリン受容体<br>選択性 | 一般的な投与量 | 剤　形 |
|---|---|---|---|
| ソリフェナシン<br>(ベシケア®) | $M_3 > M_1 > M_2$ | 1回5〜10mg<br>1日1回 | 錠剤<br>口腔内崩壊剤 |
| フェソテロジン<br>(トビエース®) | $M_2 \geq M_3 = M_1$ | 1回4〜8mg<br>1日1回 | 錠剤 |
| イミダフェナシン<br>(ステーブラ®,<br>ウリトス®) | $M_3 \geq M_1 > M_2$ | 1回0.1〜0.2mg<br>1日2回 | 錠剤<br>口腔内崩壊剤 |
| プロピベリン<br>(バップフォー®) | 選択性なし<br>＋Ca拮抗作用 | 1回10〜40mg<br>1日1回 | 錠剤 |
| オキシブチニン<br>(ポラキス®) | 選択性なし | 1回2〜3mg<br>1日3回 | 錠剤 |
| オキシブチニン<br>経皮吸収型製剤<br>(ネオキシ®テープ) | 選択性なし | 1日1枚<br>(73.5mg)貼付 | 貼付剤 |

38時間と他の抗コリン薬より長い。$β_3$受容体刺激薬との併用に関して唯一エビデンスがある抗コリン薬である[8]。

② フェソテロジン(トビエース®)

　非選択性の抗コリン薬であるが$M_2$受容体にやや選択性が高く、膀胱への臓器特異性も高い。また徐放製剤であるため有害事象が少なく、高齢者やフレイル患者にも安全に使用可能[9, 10]で、認知機能への影響がないとのエビデンスがある[11]。

③ イミダフェナシン(ウリトス®, ステーブラ®)

　$M_1$と$M_3$受容体にやや選択性が高い。血中半減期が2.9時間と短いのが特徴的である。夜間の尿産生低下作用があり夜間頻尿に効果的であると考えられている[12]。

④ プロピベリン(バップフォー®)

　抗コリン作用とともにCa拮抗作用も有している。また血中レベルに

影響を及ぼさない程度の内因性カテコラミンの上昇を誘発することで尿道の閉鎖圧を上昇させると考えられ，腹圧性尿失禁の患者にも使用されることがある[13]。受容体選択性を欠く。

⑤ オキシブチニン（ポラキス®，ネオキシ®テープ）

オキシブチニン内服薬は血液脳関門（blood-brain barrier：BBB）を通過しやすく，認知機能の低下を認める患者や発症する可能性が高いと考えられる場合，その使用を差し控えたほうがよい。貼付剤であるネオキシ®テープは経皮吸収製剤で内服と違い，BBBの通過性に関する懸念や便秘，口渇などの有害事象の発症は少ないとされる[14]。

### 有害事象

全身に分布し，副交感神経系を調節するムスカリン受容体に作用することによって様々な有害事象を引き起こす可能性がある（表5）。

① 消化器症状

便秘は最も出現が懸念される有害事象である。酸化マグネシウムやセンノシドなどの緩下剤との併用が有効な場合が多いが，症状が強い場合には該当する抗コリン薬の減量や他剤への変更および中止を考慮すべきである。

表5 ▶ 抗コリン薬でみられる主な有害事象

| 障害部位 | 症　状 |
|---|---|
| 頭頸部 | 眼圧上昇<br>霧視<br>認知機能低下<br>口腔内乾燥 |
| 消化器系 | 便秘 |
| 泌尿器系 | 残尿の増加<br>排尿困難<br>尿閉 |

② 眼症状

　抗コリン作用によって散瞳をきたすため，緑内障のうち閉塞隅角緑内障の患者には禁忌となる。白内障や緑内障の手術を既に施行されている患者では，隅角は開放されており，基本的には抗コリン薬は使用可能であるが，緑内障の患者に抗コリン薬を使用開始する際にはあらかじめ眼科医へコンサルトしたほうがよい。

③ 口腔内乾燥（ドライマウス）

　アセチルコリンは唾液の分泌にも関与しており，抗コリン薬により，唾液の分泌量が減少し口腔内乾燥を発症あるいは増悪させる可能性がある。また，唾液は口腔内の環境保全にも重要な働きを有しており，唾液分泌不足により口腔内環境が悪化すると，齲歯や歯周炎の発症や悪化の原因となりうる。対処方法としては，唾液腺マッサージや舌の回旋運動，リップクリーム，保湿成分配合のマウススプレー（オーラルプラス®）が有効な場合もある。また，白虎加人参湯や麦門冬湯などの漢方薬を処方することもある。

④ 認知症

　ムスカリン受容体選択性のない薬剤を使用する場合，認知機能の低下には十分注意が必要である。抗コリン薬がBBBを通過し$M_1$受容体に結合した場合，認知機能が低下する場合がある（表3）[6]。特にオキシブチニン内服薬は脂溶性が他の抗コリン薬より高く，BBBを容易に通過すると考えられるため高齢者や認知機能が低下している患者への使用は控えるべきである[15]。

⑤ 排尿障害

　抗コリン薬は膀胱平滑筋へも作用することから排尿困難や残尿の増加をきたしやすいため，処方開始時やフォロー中も定期的に残尿測定を行ったほうがよい。処方開始時に残尿が多い場合には$α_1$受容体遮断薬などを使用し，残尿をコントロールした上で抗コリン薬を開始すべきである。

### β₃受容体刺激薬

最近，使用可能となった薬剤で，膀胱平滑筋に存在する$β_3$受容体を刺激し，蓄尿時に膀胱を弛緩させることで膀胱容量を増大させる薬剤である（表6）。抗コリン薬で多くみられる便秘や口渇といった有害事象が少なく，高齢者でも安全な使用が期待できる[16]。有害事象によって抗コリン薬が使用できない症例や抗コリン薬で効果不十分な症例では本剤へ切り替えることも考慮すべきである。

① ミラベグロン（ベタニス®）

効果は既存の抗コリン薬と同等であるとされ，抗コリン薬と違い，排尿時の排尿機能への影響（尿勢低下，残尿感，残尿量増加）が少ないことが知られている[17]。日本国内の第Ⅲ相試験においても口腔内乾燥および便秘の発症はプラセボとほぼ同等であった[18]。

② ビベグロン（ベオーバ®）

2018年11月に発売になった新しい$β_3$受容体刺激薬である。使用に際して高い安全性が期待される薬剤である。効果に関しては今後の詳細な解析が待たれる。

### 有害事象（表7）

① 循環器系

現在使用可能な$β_3$受容体刺激薬はミラベグロンとビベグロンである

表6 ▶ β₃受容体刺激薬

| 一般名<br>(商品名) | 一般的な投与量 | 剤　形 |
|---|---|---|
| ミラベグロン<br>（ベタニス®） | 1回25～50mg<br>1日1回 | 錠剤 |
| ビベグロン<br>（ベオーバ®） | 1回50mg<br>1日1回 | 錠剤 |

**表7 ▶ β₃受容体刺激薬でみられる主な有害事象**

| 障害部位 | 症　状 |
|---|---|
| 心血管系 | 血圧上昇<br>脈拍の増加 |
| 泌尿器系 | 残尿の増加 |

が，ミラベグロンでは稀であるものの血圧の上昇や頻脈を発症する可能性がある。わが国でも「血圧の上昇が現れることがあるので，本剤投与開始前および投与中は定期的に血圧測定を行うこと」との医薬品安全対策情報が出されている。

② 生殖器系

ミラベグロンでは生殖器系に影響を及ぼす可能性も指摘されており，妊婦や妊娠希望の患者には投与禁忌となっている。

③ 残尿の増加

抗コリン薬と比較し，報告は少ないが残尿が増加する場合や尿閉に至ることもある[16, 19]。処方開始時や治療継続中も超音波などを使用した定期的な残尿測定が必要である。

## 3　ホスホジエステラーゼ（PDE）5阻害薬，5α還元酵素阻害薬

### ●● PDE5阻害薬

「男性の前立腺肥大症による排尿障害」に対して適応を有する薬剤である（表8）。一酸化窒素（NO）は平滑筋細胞内の環状グアノシン一リン酸（cGMP）の産生を促進し，細胞内のCaイオン濃度を低下させ平滑筋の弛緩作用を引き起こす。PDE5阻害薬は，cGMPの分解を阻害するので，結果的にNOの作用を増強し，平滑筋を弛緩させる[20]。そのほか，下部尿路の酸化ストレスの改善，下部尿路間質の増殖・分化転換の抑制，

**表8 ▶ PDE5阻害薬**

| 一般名<br>(商品名) | 一般的な投与量 | 剤　形 |
|---|---|---|
| タダラフィル<br>(ザルティア®) | 1回5mg<br>1日1回 | 錠剤 |

膀胱知覚神経活動の減少，前立腺の炎症の抑制など，多彩な効果発現の機序を有している[21]。

● タダラフィル (ザルティア®)

　膀胱頸部，尿道，前立腺の平滑筋を弛緩させ効果を発揮する。また，下部尿路組織の血流や酸素供給量を増加させる (図3)[22]。タダラフィルは，患者の自覚症状を改善させるのみならず，膀胱容量を増加させ，排尿時の尿勢をも改善させることが日本人を対象とした臨床研究で報告されている[23]。血管拡張作用があるため，既に硝酸剤およびNO供与剤を内服している患者や不安定な状態の心血管系の障害を有する患者などには投与禁忌である。しかしながら，有害事象は比較的少なく，安全に使用可能な薬剤であると考えられている。

## 有害事象 (表9)

①循環器系

　血管平滑筋に作用することより，血圧の低下や起立性低血圧が発症する可能性がある。$α_1$受容体遮断薬と併用する場合には注意が必要である。

②消化器系

　消化管の平滑筋に作用することで稀に消化不良や，逆流性食道炎が増悪する患者がいる。

③頭頸部

　脳血管や顔面の毛細血管の拡張によって，頭痛や顔面のほてりなどの症状が出現するが比較的軽症のことが多い。また鼻腔内の血管が拡張す

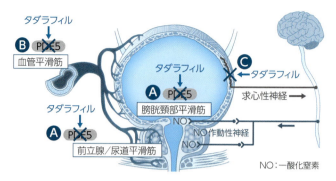

**図3 ▶ タダラフィルの作用機序**
A：前立腺，尿道，膀胱頸部の平滑筋弛緩作用
B：血管平滑筋弛緩による下部尿路組織の血流改善
C：膀胱求心性神経活動に対する抑制　　　　　　（文献22，p30より引用）

**表9 ▶ PDE5阻害薬でみられる主な有害事象**

| 障害部位 | 症　状 |
|---|---|
| 循環器系 | 血圧低下<br>起立性低血圧 |
| 頭頸部 | 頭痛<br>ほてり<br>鼻閉感 |
| 消化器系 | 消化不良<br>逆流性食道炎 |
| 泌尿器系 | 勃起の持続 |

ることによって鼻腔粘膜が拡張し，鼻閉感を訴えるものもいる。

④勃起の持続

　元来，タダラフィルは陰茎海綿体の血流増大効果もある。排尿改善薬としての用量は勃起改善薬としてのそれを下回るものの，意図しない持続する勃起に悩まされる患者もいる。

#### 処方する上で注意すること

タダラフィルの処方時には，診断に用いた検査（尿流測定検査，残尿測定検査，前立腺超音波検査等）について，検査名と実施した年月日を摘要欄に記載する。他医療機関で診断が行われた場合は，実施医療機関名を記入する。

### ●●● 5α還元酵素阻害薬（表10）

前立腺の腫大に随伴する男性の排尿症状のみに適応がある。男性に代表的な疾患である前立腺肥大症は緩徐進行性の疾患であると最近では考えられている。5α還元酵素阻害薬はテストステロンの活性化を阻害することにより，前立腺重量を縮小させることで効果を発揮する（図4）[24]。効果の発現は緩徐であるが前立腺のサイズ縮小効果は長期間持続する。内服することによって尿閉のリスクや手術への移行が減少する。比較的安全に使用可能な薬剤である。

● デュタステリド（アボルブ®）

デュタステリドのみがわが国では承認を得ている。超音波検査で測定された前立腺体積が30mL以上の場合に処方される。本剤は前立腺癌の腫瘍マーカーである血清前立腺特異抗原（PSA）の数値に影響を及ぼす。具体的には約6カ月の投与で約半分にPSAは低下する。本剤を中止した場合，いったん軽快していた症状が前立腺の腫大とともに緩徐ではあるが再発する患者もいる。PSAの低下後も6カ月に1度程度の採血

表10 ▶ 5α還元酵素阻害薬

| 一般名<br>（商品名） | 一般的な投与量 | 剤　形 |
|---|---|---|
| デュタステリド<br>（アボルブ®） | 1回0.5mg<br>1日1回 | カプセル |

注：治療効果を評価するためには通常6カ月間の治療が必要

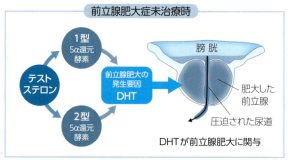
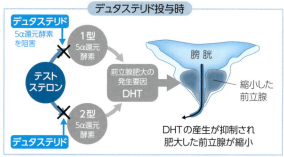

**図4 ▶ 5α還元酵素阻害薬の作用**　　（文献24より引用）

フォローは必要で，PSAの増加傾向があれば泌尿器科専門医へ紹介すべきである。

## 有害事象（表11）

### ①性機能障害

　5α還元酵素阻害薬はテストステロンの活性化に影響を及ぼすため，リビドー（性欲）の減退や，精液の射出障害への影響を及ぼすことが知られている[25]。若年者や高齢者でも性交渉がある患者では十分なインフォームドコンセントを行う必要がある。

### ②肝機能障害

　肝代謝の薬剤で特に高齢者では肝機能障害に注意が必要である。

表11 ▶ 5α還元酵素阻害薬でみられる主な有害事象

| 障害部位 | 症　状 |
|---|---|
| 泌尿器系 | 性欲の減退<br>射精障害 |
| 消化器系 | 肝機能障害 |

### 処方する上で注意すること

　処方を検討する場合，まずPSAを測定し前立腺癌の鑑別を行うことが必須である。PSA 4.0ng/mL以上のものは泌尿器科へ紹介し，前立腺生検などを行う必要がある。また経過中，低下したPSAが持続的に上昇を認める場合も前立腺癌の併発の可能性があるため，同様に泌尿器科専門医に紹介すべきである。

## 4 その他（漢方や植物製剤）（表12）

　女性の腹圧性尿失禁に使用される$\beta_2$アドレナリン受容体作動薬であるクレンブテロール（スピロペント®），前立腺肥大症や頻尿の自覚症状に有効とされるオオウメガサソウエキス・ハコヤナギエキス配合錠（エビプロスタット®）やセルニチンポーレンエキス錠（セルニルトン®），漢方薬（八味地黄丸，牛車腎気丸）などが症状に応じて処方されることがある。

### $\beta_2$アドレナリン受容体作動薬

#### ●クレンブテロール（スピロペント®）

　$\beta_2$アドレナリン受容体を刺激し尿道の閉鎖圧を上昇させ，尿失禁に効果的であることが知られている[26]。有害事象としては手指振戦や頻脈などが報告されている。

表12 ▶ その他の薬剤

| | 一般名（商品名） | 一般的な投与量 | 剤形 |
|---|---|---|---|
| $β_2$アドレナリン受容体作動薬 | クレンブテロール（スピロペント®） | 1回10〜30mg，1日2回 | 錠剤 |
| 生薬・植物製剤 | オオウメガサソウエキス・ハコヤナギエキス配合錠（エビプロスタット®） | 1回2錠（SG錠）または1回1錠（DB錠），1日3回経口投与 | 錠剤 |
| | セルニチンポーレンエキス錠（セルニルトン®） | 1回2錠，1日2〜3回経口投与 | 錠剤 |
| 漢方薬 | 八味地黄丸 | 6.0g，7.5gを1日2〜3回分割投与 | 顆粒 |
| | 牛車腎気丸 | 7.5gを1日2〜3回分割投与 | 顆粒 |

### ●● 生薬・植物製剤関連

①オオウメガサソウエキス・ハコヤナギエキス配合錠（エビプロスタット®）

前立腺肥大症に対して保険適用があり，特に排尿に関する自覚症状に対して有効性を発揮するが，$α_1$受容体遮断薬に比べて効果は劣る。副作用はほとんどない。

②セルニチンポーレンエキス錠（セルニルトン®）

前立腺肥大症や慢性前立腺炎に対して保険適用がある。夜間頻尿などの症状に対する有効性は示唆されているものの他覚的所見の改善効果はほとんどない。副作用は少ない。

### ●● 漢方薬

八味地黄丸は前立腺肥大症に保険適用があるが，これまでその有効性に関する詳細は不明な点も多い。また牛車腎気丸は八味地黄丸に牛膝と車前子を加え，附子を増量した漢方製剤で，頻尿に保険適用がある。牛車腎気丸に関しては過活動膀胱症状に有用とする報告[27]があるが，尿勢や残尿量など他覚所見の改善までは期待できない。

● 文 献

1) 山口 脩, 他監：図説 下部尿路機能障害. メディカルレビュー社, 2004, p42-9.
2) 松尾朋博, 他：タムスロシンあるいはシロドシンの効果が不十分であった前立腺肥大症患者に対するナフトピジル75mg／日の臨床効果. 泌尿器外科. 2012；25(9)：1821-6.
3) 松尾朋博, 他：前立腺肥大症患者に対する塩酸タムスロシン(ハルナール)の体位変換に伴う血圧・脈拍変化. 日排尿機能会誌. 2006；17(2)：257-61.
4) 瀬川直樹, 他：前立腺肥大症治療におけるタムスロシン塩酸塩およびナフトピジルによる血圧変動への影響. 日排尿機能会誌. 2007；18(2)：286-91.
5) 豊野哲也, 他：白内障手術患者のα1A拮抗薬内服率とIFIS発症率. 眼科手術. 2009；22(4)：521-24.
6) Andersson KE：Antimuscarinics for treatment of overactive bladder. Lancet Neurol. 2004；3(1)：46-53.
7) ベタニス®錠インタビューフォーム. p35-6.
8) Abrams P, et al：Combination treatment with mirabegron and solifenacin in patients with overactive bladder：efficacy and safety results from a randomised, double-blind, dose ranging, phase 2 study(Symphony). Eur Urol. 2015；67(3)：577-88.
9) Wagg A, et al：Flexible-dose fesoterodine in elderly adults with overactive bladder：results of the randomized, double-blind, placebo-controlled study of fesoterodine in an aging population trial. J Am Geriatr Soc. 2013；61(2)：185-93.
10) Dubeau CE, et al：Effect of fesoterodine in vulnerable elderly subjects with urgency incontinence：a double-blind, placebo controlled trial. J Urol. 2014；191(2)：395-404.
11) Wagg A, et al：Long-term safety, tolerability and efficacy of flexible-dose fesoterodine in elderly patients with overactive bladder：open-

label extension of the SOFIA trial. Neurourol Urodyn. 2014;33:106-14.

12) Yokoyama O, et al:Imidafenacin, an antimuscarinic agent, improves nocturia and reduces nocturnal urine volume. Urology. 2013;82:515-20.

13) Nishijima S, et al:Propiverine increases urethral wall catecholamine levels and bladder leak point pressure in rats. Int J Urol. 2016;23(1):93-9.

14) 丸山　徹：添付文書だけではわからない経皮吸収型製剤のメリット・デメリット．オキシブチニン塩酸塩．薬局．2013;64(13):3181-4.

15) 榊原隆次, 他：高齢者OAB治療薬と認知機能．イミダフェナシンの長期成績を含めて．日排尿機能会誌．2014;24(2):370-3.

16) Matsuo T, et al:The efficacy of mirabegron additional therapy for lower urinary tract symptoms after treatment with α1-adrenergic receptor blocker monotherapy:prospective analysis of elderly men. BMC Urol. 2016;16:45.

17) 窪田泰江, 他：ミラベグロンの過活動膀胱患者に対する治療効果の検討．日排尿会誌．2013;24(2);328-31.

18) Yamaguchi O, et al:Phase Ⅲ, randomised, double-blind, placebo-controlled study of the β3-adrenoceptor agonist mirabegron, 50mg once daily, in Japanese patients with overactive bladder. BJU Int. 2014;113(6):951-60.

19) 田渕裕美, 他：過活動膀胱に対するミラベグロン（ベタニス®錠）投与例における安全性・有効性の検討 ―「ベタニス®錠使用成績調査」中間結果報告―．泌尿器外科．2014;27(1):125-36.

20) Fazio L, et al:Erectile dysfunction:management update. CMAJ. 2004;170(9):1429-37.

21) Gacci M, et al:Latest evidence on the use of phosphodiesterase

22) ザルティア®錠インタビューフォーム. p30.

23) Matsukawa Y, et al:Effects of tadalafil on storage and voiding function in patients with male lower urinary tract symptoms suggestive of benign prostatic hyperplasia:A urodynamic-based study. Int J Urol. 2018;25(3):246-50.

24) グラクソ・スミスクライン:アボルブ® [https://gskpro.com/ja-jp/products-info/avolve/product-characteristics/page01/]

25) Roehrborn CG, et al:A prospective randomized placebo-controlled study of the impact of dutasteride/tamsulosin combination therapy on sexual function domains in sexually active men with lower urinary tract symptoms(LUTS)secondary to benign prostatic hyperplasia(BPH). BJU Int. early View. Nov 16, 2017.

26) Yasuda K, et al:A double-blind clinical trial of a $\beta$2-adrenergic agonist in stress incontinence. Int Urogynecol J. 1993;4:146-51.

27) Ogushi T, et al:Effect of Chinese herbal medicine on overactive bladder. Hinyokika Kiyo. 2007;53(12):857-62.

# 4章 薬剤以外の保存的治療法

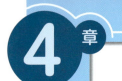

# 薬剤以外の保存的治療法

　排尿障害に対する治療には薬物療法，手術療法のほかに保存的治療法がある．保存的治療法には食事制限や減量などといった生活指導，骨盤底の筋力強化をめざした骨盤底筋訓練やバイオフィードバック訓練などの理学療法，膀胱容量の拡大をめざした膀胱訓練を中心とした計画療法やそのほかの補助療法がある．

　特に排尿障害と生活習慣病との関連は深く，生活習慣の改善そのものが排尿障害の治療のひとつとなりうることも大きな特徴である．

　各種保存的治療は薬物療法と同時に行うことが多いが，特に高齢の患者で有害事象の出現や併存症の増悪により，薬物療法の開始あるいは継続が困難である場合や，全身状態が思わしくなく手術療法が選択できない場合には，この保存的治療が大きな役割を担う．

　特定の方法だけではなく，各種治療法を統合的に実施することが望ましく，排尿障害を持つ患者では，保存的治療法はまず取り組むべき治療法である．また，薬物療法や手術療法を選択した場合も生活指導，理学療法，計画療法を組み合わせることで，より症状の軽快を認めることも多い．

## 1 生活指導

　排尿障害，すなわち前立腺肥大症，過活動膀胱，尿失禁などの下部尿路症状の危険因子として肥満，糖尿病，飲水過多，過剰な食事摂取，喫煙，便秘が知られている．これらを改善することは排尿障害の症状を緩和するために非常に重要である．生活指導を行った患者群では行わなかった

患者群より有意に排尿症状は軽快するため，医療者側も積極的に介入すべきである[1]。

## 減量

体重増加およびBMIと排尿障害との関係については多数の調査がされている。肥満は腹圧性尿失禁のみならず，過活動膀胱や切迫性尿失禁にも関係しており[2]，肥満女性に食事療法と運動療法を併用し減量に成功した場合，尿失禁が改善したとの報告がある[3,4]。失禁の改善に関しては腹圧性が主ではあるが，切迫性尿失禁においても減量の効果は少なからずある[5]。また減量の程度に関しては5～10％以上の減量に成功した患者のほうが，それ以下の減量成功患者より失禁の改善は良好であり[6]，女性のみならず男性患者においても減量は排尿症状に好影響を及ぼす[7]。

肥満の原因である過剰な内臓脂肪の蓄積は腹圧の上昇をまねき，腹圧性尿失禁を出現させる。また過剰な脂肪細胞により誘発される過剰な炎症性サイトカインの産生や，慢性的な交感神経の刺激も各種排尿症状の原因となりうる。減量によって内臓脂肪の減少を図ることでこれらの原因因子を排除することにより排尿症状が改善するものと考えられる。

しかし，運動に関して，重労働や無酸素運動などは血圧の上昇や，女性においては骨盤臓器脱の要因になると考えられており，勧められない。食事と有酸素運動を組み合わせて治療を行うほうがよいであろう。

## 禁煙

喫煙がより重度の失禁を出現させる可能性や，ニコチンが膀胱の収縮を引き起こし，喫煙者には尿失禁が多いとの報告がある[8,9]。禁煙が尿失禁の改善につながるか否かについての詳細な前向き研究はないものの，喫煙はそもそも排尿症状と関連のある生活習慣病と深く関係していることは疑う余地がなく，禁煙が過活動膀胱などの頻尿をはじめとした

排尿障害の予防や治療になりうる可能性は，長期的な視野に立った場合，十分にあると考えられる。

## ●● 食　事

　食事に関しては，飲水量，アルコール，炭酸飲料，塩分過剰摂取と排尿症状の関係について報告がある。過活動膀胱や尿失禁の患者は正常例に比べカフェイン摂取が多く[9, 10]，カフェイン摂取により排尿筋過活動が増加するようだ[2, 11]。飲水指導については，他の行動療法との組み合わせで行われることが多いが，飲水量減少により過活動膀胱症状や尿失禁が改善したという報告や[12, 13]，逆に，飲水量およびカフェイン摂取減量（100mg未満）により頻尿，尿意切迫感，尿失禁回数は対照群に比べ有意に減少したが，ノンカフェイン飲料に変えても効果はなかったという報告がある[12, 14]。当然ながらカフェインによる利尿作用で頻尿は引き起こされる可能性はあるが，カフェイン制限により過活動膀胱が制御できるというエビデンスは今のところなさそうだ。

　アルコール摂取と過活動膀胱との関係について，アルコール摂取と尿意切迫感に相関はなかったという疫学調査の報告や[15]，男性におけるビール摂取については非飲酒者より過活動膀胱症状が減少するとの報告もある[16]が，一定の見解を得られていない。

　炭酸飲料は過活動膀胱のリスク因子という報告はある[2]。しかし，炭酸飲料摂取量を減少することにより過活動膀胱が改善するというエビデンスの報告はない。また，日本人を対象とした臨床研究で，塩分の過剰摂取が夜間頻尿をはじめとした過活動膀胱症状と関連することが報告されており，減塩も排尿障害の治療オプションになりうる可能性もある[17]。

　そのほかの食品ではビタミンD，蛋白，カリウム摂取は過活動膀胱発生の減少と関係があり，ビタミン$B_6$，ナイアシン摂取とは関係がなかったとの疫学調査の報告があるが[18]，これらの摂取により治療的効果が

### 便秘

重度の便秘は骨盤臓器脱や腹圧性尿失禁，尿意切迫感のリスクになりうることが報告されている[19]。下剤による便秘の改善が過活動膀胱を改善したとの報告があるが[20]，明確なエビデンスは今のところなさそうだ。

以上より，生活指導は医療従事者が十分な時間をかけて複数の方法，すなわち，①患者教育（病態の理解），②過度な塩分や水分摂取制限，③アルコール，カフェイン摂取制限，④排尿指導・膀胱訓練（後述），⑤便秘改善などの指導を包括的に組み合わせた場合[21, 22]，症状が改善する。また，他の指導としては，薬物などが原因となる排尿困難や急性尿閉に関する注意喚起，長時間の坐位や下半身の冷えの回避，適度な運動の促し，外出時のトイレ位置の確認などの生活指導が有用とされる。

## 2 理学療法

### 骨盤底筋訓練

最も一般的に行われている理学療法である。これは骨盤底筋群の収縮力を増強させる非侵襲的な治療法であり，有害事象がないことが特徴である。①出産や加齢，骨盤内の手術後（例：子宮癌，直腸癌，前立腺癌）などで骨盤底筋の筋力が低下し，腹圧性尿失禁が出現していると考えられる場合，②過活動膀胱の場合，に有効とされている。

腹圧性尿失禁に対する効果のメカニズムは，骨盤底の線維組織の増加や筋肥大による骨盤底の伸展の改善によって，腹圧時に骨盤底筋を収縮させる強度とタイミングを向上させるためと考えられている。一方，過

活動膀胱に対する機序としては，骨盤底筋の収縮により排尿筋の収縮が反射的に抑制されることによる。

骨盤底筋訓練の効果は60～80％と比較的良好な結果が報告されている[23]が効果の発現まで薬物療法に比べ長期間要することや，骨盤底筋の収縮の要領をマスターできない患者もいるため，定期的に骨盤底筋訓練が確実に行われていることを確認したほうがよい。薬物療法と併用して行われることが多いが，高齢者では若年者や中年者よりも骨盤底筋訓練の効果が落ちる。また骨盤内臓器の手術後から開始するよりも術前の早期から骨盤底筋訓練を行ったほうが，術後尿失禁からの回復には有用である[24]。

## ●● 骨盤底筋訓練の方法

骨盤底筋訓練を行ううえで最も重要なことは，患者に骨盤底筋群の位置や機能を正しく理解してもらうことである。骨盤底筋訓練の方法には，①口頭による指導，②パンフレットを用いて指導するもの，③フィットネスと連携させるもの，④医療専門職の監督下における骨盤底筋訓練などがある。具体的な方法としては表1[25]に示すようなプログラムが推奨されている。坐位や立位，仰臥位など様々な体位（図1）で行ってもらい，「腟を体の中にひっぱりこむように腟や尿道を締める」，「おならを我慢するような感じ」など具体的にイメージしやすいような言葉を用いて指導するとよい。

また，この強化プログラムに加えて，咳が出るときや，体動や運動開

**表1 ▶ 骨盤底筋訓練の具体的な訓練方法**

①1セットは最大限に近い収縮力で8～12回の収縮を反復する
②それぞれの収縮後，6～8秒休止する
③各セットの終わりには5～10回の速い収縮と弛緩を反復する
④1日当たり5セットを毎日行う

（文献25をもとに作成）

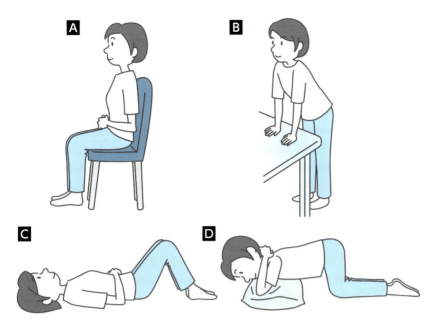

**図1 ▶ 骨盤底筋訓練の姿勢**
A：坐位，B：立位，C：仰臥位，D：腹臥位

始時など失禁が出やすい状況下，尿意切迫感出現の際などに，早く短い収縮を意図的に行うことで症状の発生を防ぐ"knack"（コツ，の意）が役立つことも多い[26]。

## ●● バイオフィードバック訓練

　骨盤底筋訓練の発展版といった治療法である。骨盤底筋の収縮具合の学習と訓練の継続，すなわち患者のモチベーション維持の支援という意味でも非常に有効な治療法である。筋収縮の情報を腟圧，肛門圧，筋電図，超音波による画像などを用い，触覚的・視覚的・聴覚的に患者に提示し，異常となっている生理反応を認知させ骨盤底筋訓練を行ってもらう方法となる。骨盤底筋の収縮の様子をモニターで確認でき，医療施設での診察時だけではなく自宅での訓練が継続可能な機器も発売されてい

る。やや侵襲はあるが，骨盤底筋訓練が確実に行われていることがモニタリング可能で，効果をより実感できる。

## ●●● 神経変調法

膀胱・尿道機能を支配する末梢神経を様々な方法で刺激し，神経変調により膀胱・尿道機能の調整を図る治療法である。この中には干渉低周波療法，磁気刺激療法，仙髄神経刺激法がある。前二者の治療法は一般医においても可能と思われる。

①干渉低周波療法

約4,000Hz（4,000Hzと4,020Hz）の2つの中周波電流を体内で交差するように流し，うなり様に発生する干渉波により体内深部にある対象器官を刺激する治療法である（図2）[27]。保険上は治療開始はじめの3週に6回を限度とし，その後は2週に1回が限度とされている。骨盤底筋に対しては干渉低周波が直接的に作用し，陰部神経を介しても間接的に刺激することで尿道抵抗を増強させる[28]。

また骨盤血流量の増加[29]や交感神経（下腹神経）を介する膀胱・尿道の蓄尿機能の改善[30]が機序として知られている。腹圧性尿失禁と過活動膀胱では若干刺激条件が異なるが，いずれに対しても60〜70％の改善率との報告がある[31]。薬物療法と比較し，有害事象がほとんどないことも大きな特長である。ただし，ペースメーカー埋め込み症例では禁忌である。

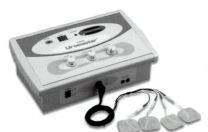

**図2 ▶ 電気刺激装置ウロマスター®**
**（メディカル・タスクフォース）**
中周波電流を体内で交差するように流し，発生する干渉波により体内深部の対象器官を刺激する
（文献27より転載）

②磁気刺激療法

　電気刺激法と同様に神経や筋を刺激する方法で，より疼痛が少なく，皮膚や骨などを通過して深部の脳や神経を刺激可能である。磁気刺激は衣服，皮膚，骨などを貫通するため，肛門や腟に電極を挿入することなく，着衣のまま非侵襲的に神経や筋肉を刺激することができる。椅子式の刺激装置を用い（図3）[32]，仙骨神経もしくは骨盤底をターゲットに刺激する[33〜35]。当機

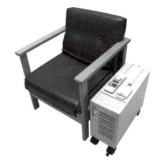

図3 ▶ 磁気刺激装置 TMU-1100（日本光電工業）

骨盤底領域の神経の刺激を行う磁気刺激装置。椅子の形をした刺激ユニットより磁気エネルギーを座面上に出力する

（文献32より転載）

は切迫性尿失禁に対する治療効果が期待されており，適応は，①尿失禁治療薬を12週間以上服用しても症状の改善がみられない患者や，②副作用等のために尿失禁治療薬が使用できない患者とされ，1回の治療にかかる時間は約30分，治療期間は1週間に2回を限度に6週間を1クールとして，1年間に2クールに限り保険算定できる。ペースメーカー埋め込み症例，腰部周辺から下肢の間に金属インプラントが留置されている患者などが禁忌症例とされている。治療中止によって約半数が再発するが，再度の治療導入により，改善する症例も多い[36]。

③仙骨神経刺激療法（図4）[37]

　難治性の切迫性尿失禁（urgency urinary incontinence：UUI）に対する海外での電気刺激療法の中心は仙骨埋め込み式のneuromodulation（sacral neuromodulation：SNM）である。改善率は64〜88%で，23〜46%で排尿回数の減少，44〜77%で1回排尿量の増加，56〜90%で尿失禁回数の減少がみられている[38]。また，長期成績については埋め込み後1年目に有効であった切迫性尿失禁の84%において5年後

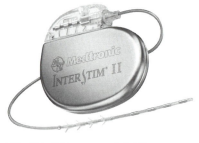

図4 ▶ InterStim Ⅱ® 3058
（日本メドトロニック）
仙骨神経を継続的に電気刺激する治療法によって，過活動膀胱や便失禁の症状改善を図る

提供：日本メドトロニック株式会社
（文献37より転載）

も効果が持続し，QOLの改善率や患者満足度も高い。しかし，リードを体内に埋め込む手術を行う必要がある。すなわち，この治療法は体内電気刺激装置を仙骨孔（通常はS3）に埋め込み，持続電気刺激することにより排尿反射を抑制する方法で，わが国においても2017年9月に保険承認された新しい治療法であるが，他の治療法と異なり侵襲性が高いため，保存的治療が無効であった難治性切迫性尿失禁に適応となる。主な合併症は，①電極の移動，②疼痛，③感染などである。

## ❸ 計画療法

### ●● 膀胱訓練

　排尿を我慢させることにより頻尿，特に過活動膀胱を改善させる治療法である。効果の発現には時間を要するが，特に有害事象もなく，安全に施行できる治療法である。薬剤を使用する患者において，併せて膀胱訓練を施行したほうが，その効果は高いとの報告がある[39,40]。尿意切迫感を自覚してから排尿するまでの間を5分，10分，15分と少しずつ伸ばしていく方法である。膀胱訓練の開始前後で排尿日誌（☞2章，図1参照）を記載し排尿量，排尿回数，失禁回数，飲水量などを確認する。膀胱訓練により，十分な尿量に達する前の尿意をうまくコントロールで

きるようになることが目的であり，12～90％の治癒，約75％の改善が期待できる．最終的には1回排尿量は200mL程度，排尿間隔は2～3時間程度を目標にする．

## 定時排尿

認知障害や運動障害を有する患者で，排尿行動が自立していない患者を対象とする．最大膀胱容量を超えない一定時間の間隔，すなわち尿失禁を起こさないような間隔で排尿させる方法である．通常は2～4時間での排尿を指示する．

## 習慣排尿法

患者の排尿習慣に合わせ，失禁を起こす前にトイレに予防的に行くスケジュールを作成する方法である．

## 排尿促進法

医療従事者，介護者などが排尿の動機を作り，排尿を促す方法である．療養施設に入所している患者を対象に排尿促進法，飲水指導，運動などの組み合わせをした群と対照群との検討では，尿失禁が有意に改善した[41]．また認知症高齢者を対象とした研究においても尿失禁回数が減少した[42]．

### 文献

1) van Eijken M, et al:Health education on self-management and seeking health care in older adults:a randomised trial. Patient Educ Couns. 2004;55(1):48-54.
2) Dallosso HM, et al:The association of diet and other lifestyle factors with overactive bladder and stress incontinence:a longitudinal study in women. BJU Int. 2003;92(1):69-77.

3) Subak LL, et al:Weight loss:a novel and effective treatment for urinary incontinence. J Urol. 2005;174(1):190-5.
4) Subak LL, et al:Weight loss to treat urinary incontinence in overweight and obese women. N Engl J Med. 2009;360(5):481-90.
5) Wing RR, et al:Effect of weight loss on urinary incontinence in overweight and obese women:results at 12 and 18 months. J Urol. 2010;184(3):1005-10.
6) Wing RR, et al:Improving urinary incontinence in overweight and obese women through modest weight loss. Obstet Gynecol. 2010; 116(2 Pt 1):284-92.
7) Khoo J, et al:Comparing the effects of meal replacements with an isocaloric reduced-fat diet on nutrient intake and lower urinary tract symptoms in obese men. J Hum Nutr Diet. 2014;27(3):219-26.
8) Sampselle CM, et al:Urinary incontinence predictors and life impact in ethnically diverse perimenopausal women. Obstet Gynecol. 2002;100(6):1230-8.
9) Hannestad YS, et al:Are smoking and other lifestyle factors associated with female urinary incontinence? The Norwegian EPINCONT Study. BJOG. 2003;110(3):247-54.
10) Arya LA, et al:Dietary caffeine intake and the risk for detrusor instability:a case-control study. Obstet Gynecol. 2000;96(1):85-9.
11) Creighton SM, et al:Caffeine: does it affect your bladder? Br J Urol. 1990;66(6):613-4.
12) Swithinbank L, et al:The effect of fluid intake on urinary symptoms in women. J Urol. 2005;174(1):187-9.
13) Hashim H, et al:Management of fluid intake in patients with overactive bladder. Curr Urol Rep. 2009;10(6):428-33.
14) Bryant CM, et al:Caffeine reduction education to improve urinary

symptoms. Br J Nurs. 2002;11(8):560-5.

15) Nuotio M, et al:Association of smoking with urgency in older people. Eur Urol. 2001;40(2):206-12.

16) Dallosso HM, et al:The association of diet and other lifestyle factors with the onset of overactive bladder:a longitudinal study in men. Public Health Nutr. 2004;7(7):885-91.

17) Matsuo T, et al:Daily salt intake is an independent risk factor for pollakiuria and nocturia. Int J Urol. 2017;24(5):384-9.

18) Dallosso HM, et al:Nutrient composition of the diet and the development of overactive bladder:a longitudinal study in women. Neurourol Urodyn. 2004;23(3):204-10.

19) Alling Møller L, et al:Risk factors for lower urinary tract symptoms in women 40 to 60 years of age. Obstet Gynecol. 2000;96(3):446-51.

20) Charach G, et al:Alleviating constipation in the elderly improves lower urinary tract symptoms. Gerontology. 2001;47(2):72-6.

21) Breyer BN, et al:Intensive lifestyle intervention reduces urinary incontinence in overweight/obese men with type 2 diabetes:results from the Look AHEAD trial. J Urol. 2014;192(1):144-9.

22) Khoo J, et al:Comparing effects of a low-energy diet and a high-protein low-fat diet on sexual and endothelial function, urinary tract symptoms, and inflammation in obese diabetic men. J Sex Med. 2011;8(10):2868-75.

23) Burgio KL:Update on behavioral and physical therapies for incontinence and overactive bladder:the role of pelvic floor muscle training. Curr Urol Rep. 2013;14(15):457-64.

24) Geraerts I, et al:Influence of preoperative and postoperative pelvic floor muscle training (PFMT) compared with postoperative PFMT on urinary incontinence after radical prostatectomy:a randomized

controlled trial. Eur Urol. 2013;64(5):766-72.

25) 新島礼子:骨盤臓器脱に対する骨盤底筋訓練 筋電図バイオフィードバックトレーニング機器を用いた骨盤底筋訓練.産と婦.2016;83(8):911-3.

26) Bø K:Pelvic floor muscle training is effective in treatment of female stress urinary incontinence, but how does it work? Int Urogynecol J Pelvic Floor Dysfunct. 2004;15(2):76-84.

27) メディカル・タスクフォース:電気刺激装置ウロマスター® [http://medical-taskforce.com/item/details21.html]

28) 本間之夫,他:下部尿路機能障害に対する干渉低周波治療.泌尿器外科.2005;18(1):23-8.

29) Nikolova L:Treatment with interferential current. Churchill Livingstone, 1992, p189-98.

30) Kaeckenbeeck B, et al:Urinary incontinence in women. Acta Urol Belg. 1983;51(2):93-236.

31) Yamanishi T, et al:Neuromodulation for the treatment of urinary incontinence. Int J Urol. 2008;15(8):665-72.

32) 日本光電工業:製品情報 [http://www.nihonkohden.co.jp/iryo/products/nyouben_sikkin/tmu/tmu1100.html]

33) Yamanishi T, et al:Effect of functional continuous magnetic stimulation for urinary incontinence. J Urol. 2000;163(2):456-9.

34) Fujishiro T, et al:Magnetic stimulation of the sacral roots for the treatment of urinary frequency and urge incontinence:an investigational study and placebo controlled trial. J Urol. 2002;168(3):1036-9.

35) Yamanishi T, et al:Multicenter, randomized, sham-controlled study on the efficacy of magnetic stimulation for women with urgency urinary incontinence. Int J Urol. 2014;21(4):395-400.

36) Yokoyama T, et al:Extracorporeal magnetic innervation treatment

for urinary incontinence. Int J Urol. 2004;11(8):602-6.
37) 日本光電工業:製品情報 [http://www.nihonkohden.co.jp/iryo/products/nyouben_sikkin/snm/interstim2.html]
38) Leong RK, et al:Current information on sacral neuromodulation and botulinum toxin treatment for refractory idiopathic overactive bladder syndrome:a review. Urol Int. 2010;84(3):245-53.
39) Mattiasson A, et al:Simplified bladder training augments the effectiveness of tolterodine in patients with an overactive bladder. BJU Int. 2003;91(1):54-60.
40) Mattiasson A, et al:Efficacy of simplified bladder training in patients with overactive bladder receiving a solifenacin flexible-dose regimen: results from a randomized study. BJU Int. 2010;105(8):1126-35.
41) Schnelle JF, et al:A controlled trial of an intervention to improve urinary and fecal incontinence and constipation. J Am Geriatr Soc. 2010;58(8):1504-11.
42) Engberg S, et al:Effectiveness of prompted voiding in treating urinary incontinence in cognitively impaired homebound older adults. J Wound Ostomy Continence Nurs. 2002;29(5):252-65.

# 5章 性別・年代別に特有な排尿症状

# 5章 性別・年代別に特有な排尿症状

## 1 男女に共通する排尿障害

### 1 過活動膀胱（overactive bladder：OAB）

●● 病　態

　急な尿意（尿意切迫感）におそわれて，排尿のためにトイレに駆け込まなければいけない状況のことを指す。OABの症状は，①昼間頻尿，②夜間頻尿，③尿意切迫感，④切迫性尿失禁の4つの要素から構成される。尿意切迫感を必須の症状とし，通常は夜間頻尿と頻尿を伴う症状症候群であり，同様のほかの疾患を除外する必要がある。しかし，原因疾患が多く，特定できないこともある。またOABにおける尿意切迫感の病態生理や発生機序に関する詳細は解明されていない。

●● 疫　学

　日本人の40歳以上を対象とした大規模疫学調査[1, 2]ではOABの有症状率は12.4％で加齢とともに上昇し，2012年の人口構成からは14.1％，1,040万人がその症状を有すると推定されている。年齢とともにOAB有症状率の男女差はなくなってくる。また小児でもOABの有症状率は高く，16～17％との報告がある。

## ●● 診 断

自覚症状に関しては十分な問診とともにOAB症状スコア（overactive bladder symptom score：OABSS）（☞2章，表2参照）などの質問票を活用し，OABの診断やその重症度を評価する。また，検尿や前立腺特異抗原（PSA）などを行った上で表1に示すような疾患を鑑別する。OABに該当する場合でも，残尿が多ければ排出症状の治療が優先されるため，超音波を用いた残尿測定を治療開始の前に施行する。

## ●● 原因疾患（表1）[3]

OAB症状の発症メカニズムはいまだ十分には解明されていないが，原因としては，神経疾患が関与する神経因性とそれ以外の非神経因性の

**表1 ▶ OABの原因疾患**

| 神経因性 | |
|---|---|
| 脳疾患 | 脳血管疾患（脳出血・脳梗塞），パーキンソン病，多系統萎縮症，正常圧水頭症，進行性核上性麻痺，大脳白質病変，脳腫瘍など |
| 脊髄疾患 | 脊髄損傷，多発性硬化症，脊椎変性疾患（変形性脊椎症・椎間板ヘルニア），急性散在性脳脊髄炎，急性横断性脊髄炎，HTLV-1関連脊髄症など |
| 馬尾・末梢神経疾患 | 腰部脊柱管狭窄症，糖尿病性末梢神経障害など |
| 非神経因性 | |
| 膀胱血流障害 | 前立腺肥大症，高血圧や動脈硬化等による膀胱への血流低下，加齢 |
| 自律神経系の活動亢進 | 加齢，肥満，メタボリック症候群，食塩摂取過剰 |
| 膀胱の炎症 | 慢性の膀胱炎症 |
| 男性に特徴的な原因疾患 | |
| 前立腺肥大症 | |
| 女性に特徴的な原因疾患 | |
| エストロゲンの低下，骨盤臓器脱 | |

（文献3，p84-101をもとに作成）

2つに大別される。

　神経因性OABの原因としては，脳疾患（脳血管疾患，パーキンソン病），脊髄疾患（脊髄炎，脊柱管狭窄症など），馬尾・末梢神経疾患（脊柱管狭窄症や糖尿病性末梢神経障害）に大別される。

　非神経因性OABは，排尿筋過活動を引き起こす明らかな神経障害を特定できない場合の症状である。原因として，加齢，膀胱の血流障害，生活習慣病，全身の炎症性疾患などとの関連が指摘されている。また，男性では肥大した前立腺が膀胱に刺激を与え膀胱容量が減少する場合や，女性では経産婦や，加齢など女性ホルモンが枯渇する状況下で，骨盤底筋が脆弱化する場合に症状が引き起こされることがある。しかし，OAB全体でみると明確な原因が特定できない特発性OABが大半を占める。

　いずれにしても現段階で想定されるOABの発症要因としては，①膀胱や尿道からの求心性神経伝達（尿意）の病的亢進・脳における求心性神経入力の処理障害[4]，②排尿筋の障害（不随意な収縮），③尿路上皮障害（易刺激性）が考えられ，これらが相互に関与している場合も多く，単一ではなく複数の要因が関与してOAB症状が引き起こされていると考えられる。

## ●● 鑑別疾患（表2）

　尿路悪性腫瘍（前立腺癌，膀胱癌），尿路感染症や下部尿路の炎症，尿路結石（尿管結石，膀胱結石）などでもOABと同様の症状が認められる

表2 ▶ OABの鑑別疾患

| 悪性腫瘍 | 膀胱癌，前立腺癌，その他の骨盤内悪性腫瘍 |
|---|---|
| 尿路結石 | 膀胱結石，尿道結石，下部尿管結石 |
| 炎症性疾患 | 細菌性膀胱炎，尿道炎，前立腺炎，間質性膀胱炎 |
| その他 | 子宮内膜症などの膀胱周囲の異常，多尿，心因性頻尿，薬剤の副作用など |

ことがあり，鑑別に注意が必要である。悪性腫瘍や尿路結石などが疑われるようであれば泌尿器科専門医へコンサルトする。

## ●● 治療法

原因疾患があればその治療を優先して行う。図1に示したアルゴリズムを参考に，OABを強く疑うようであれば，一般諸家においても積極的な治療参加が望まれる。実際の治療に関しては，以下の方法を単独あるいは組み合わせて行う。

① **行動療法**（☞4章参照）

生活指導（体重減少，運動療法，禁煙，食事，飲水指導，便秘治療）を行うことで体質改善を図り，症状が改善できることもある。特に高齢者では冷えなどでも頻尿を訴える患者もいるため，防寒対策などを指導することも治療の一環になりうる。

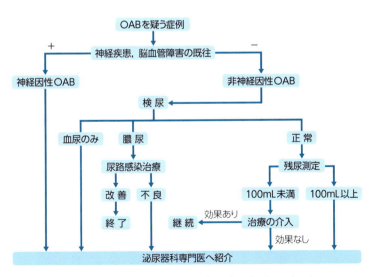

**図1 ▶ OABを疑った場合の診療アルゴリズム（一般医向け）**

（文献3，p12より改変）

②**薬物療法**（☞3章，表4〜6参照）

　膀胱容量拡大を目的として，抗コリン薬や$\beta_3$受容体刺激薬を中心として治療にあたる。膀胱容量は正常であっても症状のみが強い場合には漢方薬などが使用されることがある。

　治療薬の有害事象として，抗コリン薬では便秘や口腔内乾燥，認知機能障害，$\beta_3$受容体刺激薬では血圧上昇や頻脈の出現に注意する。また治療中，超音波検査を行うなどして，残尿の増加がないかチェックする。残尿が多くなった場合には速やかに原因薬剤を中止し，泌尿器科専門医へコンサルトする。

③**理学療法**（☞4章参照）

　膀胱訓練，骨盤底筋訓練や，バイオフィードバック訓練などがこれにあたる。

　また，難治性OABに対しては神経変調療法も有効とされる。これは膀胱・尿道機能を支配する末梢神経を様々な方法で刺激し，神経変調により膀胱・尿道機能の調整を図る治療法である。干渉低周波療法，磁気刺激療法，仙髄神経刺激法がある。

## ●● 難治性OAB

　OAB診療ガイドラインにおいて難治性OABは，一次治療である行動療法および各種抗コリン薬（経口薬，貼付剤）や$\beta_3$作動薬を含む薬物療法を単独ないしは併用療法として，少なくとも12週間継続治療を行っても抵抗性である場合，と定義されている。神経変調療法は難治性OABに有効とされている。また男性で前立腺肥大症（benign prostatic hyperplasia：BPH）を併発しており，薬物療法で治療困難な場合には経尿道的前立腺切除術（transurethral resection of the prostate：TURP）などの手術療法を行うことによりOAB症状も軽快する場合がある。

　ボツリヌス毒素の膀胱壁内注入療法に関しては，わが国で第3相臨床

治験が進行中である．今後の進展に注目したい．

### 治療における注意点

　男性や高齢者でOABを有する患者の場合，抗コリン薬やβ₃受容体刺激薬を継続使用する際，経過中に残尿を増加させる可能性もあり，定期的に残尿測定を行うことが望ましい．また，排出改善薬である$α_1$受容体遮断薬の投与でもOAB症状は軽快することがあり，排出症状も併せ持つ患者では，まず$α_1$受容体遮断薬を使用し，症状改善の程度をみて，抗コリン薬などの併用療法を検討してもよい．

## ② 神経因性膀胱／神経因性下部尿路機能障害

### 病　態

　下部尿路機能には蓄尿機能と排出機能があるが，下部尿路は複雑な神経系の調整のもと，膀胱と尿道の協調作用によりその機能が正常に維持されている．神経因性膀胱とは，中枢あるいは末梢神経障害がもととなり，下部尿路機能に異常をきたしている状態のことである．最近では神経因性膀胱(neurogenic bladder：NB)という名称ではなく，神経因性下部尿路機能障害(neurogenic lower urinary tract dysfunction：NLUTD)という名称が用いられるようになってきている．

### 診　断

　まず前提として，BPHや骨盤臓器脱，膀胱結石など泌尿器科に特異的な疾患を除外する．その上で明らかな神経障害が存在し，その神経障害から予測される症状のパターンと諸検査から得られた総合的な所見が一致する場合にNLUTDと診断する．

　初期評価として，排尿障害に関する詳細な問診，肛門周囲知覚や肛

門反射・球海綿体筋反射，肛門括約筋のトーヌスや随意的収縮の評価，尿検査，排尿日誌（☞2章，図1参照），尿路超音波検査，（自力排尿可能な場合は）尿流測定，残尿測定が必須である。腎機能の評価も行う。

　排尿機能障害を専門的に扱う医療施設では，侵襲的な尿流動態検査を行う。これは膀胱内圧，腹圧（直腸内圧），括約筋筋電図，注入量，尿流量，排尿量を同時測定する機能検査である。これにより神経障害の有無や障害部位を推定することはできるが，NLUTDの確定診断までは行えない。

## ●● 原因疾患

　NLUTDは障害部位により，①脳幹部橋より上位の場合（核上型・橋上型），②脳幹部橋以下で脊髄の仙髄排尿中枢（S2-S4）より上位の場合（核上型・橋下型），③仙髄排尿中枢より下位の末梢神経レベルの場合（核・核下型），の3つのタイプにわけられる。典型的な例ではそれぞれの障害部位により，発症する排尿障害のタイプが異なるが，実際には発症の急性期などでは症状が混在することも多く，経過とともに症状が変化することもある。

　以下に，障害部位別の症状の違いと，各疾患例を示す。

①核上型・橋上型（主として大脳疾患に起因）

　脳幹部橋より上位中枢は，排尿反射の随意的なコントロール（蓄尿作用に重きがある）に関与しており，大脳半球の前頭葉皮質や基底核などからは中脳水道灰白質を介した橋排尿中枢への抑制性のコントロールが主であるため，この部位に病変があると抑制障害のために膀胱容量の低下や排尿筋過活動をきたし，膀胱知覚も種々の程度に低下する。その結果，頻尿や切迫性尿失禁などの蓄尿症状を呈することが多い。しかし，これら上位中枢からは促進性コントロールを行う場合もあり，これが障害されることで排尿筋低活動や排尿筋無収縮をきたし，排尿困難や尿閉などの排出障害を呈する場合もある。

主な疾患例：脳血管障害，大脳白質変化，パーキンソン病，多系統萎縮症，進行性核上性麻痺，レビー小体型認知症，アルツハイマー型認知症，正常圧水頭症，脳腫瘍など

②核上型・橋下型（主として脊髄疾患に起因）

脊髄病変の脊髄横断面における局在，脊髄疾患の時期（急性期，回復期，慢性期），麻痺の程度（完全型，不全型）により様々な病態や症状を呈する。典型的な所見である横断性脊髄病変の回復期以降の完全型では，排尿筋過活動，もしくは徐々に排尿筋圧が上昇する低コンプライアンス膀胱に排尿筋括約筋協調不全を伴い膀胱知覚は脱失するため，重度の排尿困難や反射性尿失禁を呈し，多くの症例で導尿が必要となる。

主な疾患例：脊髄損傷，横断性脊髄炎，急性散在性脳脊髄炎，脊髄梗塞頸髄症，HTLV-1関連脊髄症，脊髄硬膜動静脈瘻，脊髄腫瘍など

③核・核下型（主として末梢神経疾患に起因）

仙髄排尿中枢（S2-S4）以下の末梢神経レベル（馬尾神経や骨盤内の末梢神経）における病変により膀胱への運動神経や知覚神経が障害され，排尿筋低活動や排尿筋無収縮をきたし，排尿困難や尿閉，膀胱知覚の低下を呈する。

主な疾患例：二分脊椎（脊髄髄膜瘤，脊髄係留症候群など），腰部脊柱管狭窄症，急性馬尾症候群，糖尿病，骨盤内悪性腫瘍手術など

## ●● 各疾患の特徴

主な疾患の概略について触れる。

①脳血管障害

脳血管障害（脳梗塞・脳出血）による脳卒中患者の約3～5割に，多発性のラクナ梗塞では約7割に蓄尿障害優位の下部尿路症状を認める。本疾患で下部尿路症状を呈する患者は前頭葉に病変があることが多く，特に片麻痺症例が多い。尿流動態検査では排尿筋過活動が多いが（約6～7割），男女とも4割程度の患者で排尿筋低活動がみられる。

②パーキンソン病

　本疾患の約3～7割に下部尿路症状を認め，蓄尿障害が優位（約6～7割）であるが，排出障害を認める場合も少なくない（約3～7割）。尿流動態検査では排尿筋過活動が多い（約4～9割）が，排尿筋低活動や括約筋弛緩不全を認める。しかし，残尿過多になることは少ない。

③多系統萎縮症

　大脳以外に脳幹部や脊髄にも神経変性が及び，蓄尿症状と排出症状をそれぞれ約6～7割の患者に認める。両症状を有することが多く，程度も重症である。尿流動態検査でも蓄尿期の排尿筋過活動と排尿期の排尿筋低活動を併せ持つ所見が多い。全体的には，排出障害のほうが主体で，100mLを超える残尿を約半数の症例で認め，パーキンソン病との重要な鑑別点になる。

④多発性硬化症

　全体の排尿障害の頻度は約7～8割と高頻度である。尿流動態検査上，排尿筋過活動の頻度は約3～4割にとどまるものの，排尿筋括約筋協調不全も約6割と高率に認めるため，排出症状が目立つ。

⑤腰部脊柱管狭窄症

　約3～7割に下部尿路症状を認める。排出障害が多いが，蓄尿障害を認めることもある。尿流動態検査では排尿筋低活動～無収縮が約5割と多いが，排尿筋過活動も1割程度の患者に認める。

⑥糖尿病

　糖尿病性NLUTDは，①膀胱充満知覚の低下，②膀胱容量の異常な増大，③排尿筋収縮力低下を3主徴とし，糖尿病症例の約4割で認められる。また，排尿筋過活動も高率に認められる。

⑦二分脊椎

　脊髄髄膜瘤では腰髄から仙髄に病変を有する割合が約9割と多く，合併する水頭症や脊椎変形などの影響もあり，核・核下型障害と核上型障害の双方の所見を呈する場合が少なくない。精査のために侵襲的尿流

動態検査が必須である。若年成人における下部尿路症状の原因として押さえておくべき疾患である。

### 治療法

尿失禁や排尿困難など自覚症状の改善だけでなく，腎機能をはじめとした上部尿路機能の保持や尿路感染症の予防に努めることが重要である。さらに，患者のQOLを著しく損なうことになる安易な尿道カテーテルの長期留置は避けなければならない。NLUTDの多くの患者では，蓄尿障害と排尿障害の両障害を併せ持つことが多いため，両障害を同時に考慮しつつ，下部尿路機能障害の病態ならびに基礎的神経疾患の病態や，患者のADLに合わせた治療法を選択する必要がある。

#### 蓄尿障害

①抗コリン薬（☞3章「抗コリン薬・$\beta_3$受容体刺激薬」参照）

排尿筋過活動や低コンプライアンス膀胱に対する薬物療法は，抗コリン薬が中心になる。主に抗コリン薬は副交感神経終末から排尿筋へ放出されるアセチルコリンを遮断し，蓄尿期の排尿筋過活動を引き起こす不随意膀胱収縮を抑制することで機能的膀胱容量を増大させる。さらに最近の基礎研究では，下部尿路の求心性の知覚神経伝達路や尿路上皮にも直接作用することがわかってきた。ムスカリン受容体のサブタイプの選択性や組織移行性，血中動態の違いにより数種類の経口型・貼付型などの薬剤が存在する。

②$\beta_3$アドレナリン受容体刺激薬（☞3章「$\beta_3$受容体刺激薬」参照）

膀胱の$\beta_3$アドレナリン受容体に結合し，膀胱平滑筋を弛緩させることで膀胱容量を増大させる。$\beta$アドレナリン受容体刺激による動悸，頻脈，不整脈などの出現に注意は必要であるが，抗コリン薬に比して，口内乾燥や便秘などの副作用が少ない。ただし，$\beta_3$アドレナリン受容体刺激薬はOABに対しては保険適用となっているが，NLUTDに対

する有用性を示した報告は少ない。

③ボツリヌス毒素膀胱内注入療法

　ボツリヌス毒素（ボトックス®）を膀胱壁内に注入することにより，神経伝達物質であるアセチルコリンの放出を抑制し，膀胱収縮を抑制する。本治療は効果持続期間が6カ月程度と可逆性であるため，複数回投与が必要なことが課題である。わが国ではいまだ保険適用となっていない。

## 排尿障害

①薬物療法（☞3章「$\alpha_1$受容体遮断薬」参照）

　膀胱頸部，尿道抵抗を減弱化することにより排出症状を改善させる目的で$\alpha_1$受容体遮断薬を用いる。また，排尿筋低活動に対してコリン作動薬，コリンエステラーゼ阻害薬が使用されてきたが，有効性を示すエビデンスに乏しく，重篤な副作用としてコリン作動性クリーゼに注意が必要なことから使用頻度は減少している。

②清潔間欠的自己導尿（clean intermittent self-catheterization：CIC）

　効率のよい自排尿ができない場合，CICによる排尿管理を行う。CICは神経因性膀胱患者の腎機能と尿禁制を保ち，有効性と安全性を兼ね備えた尿路管理法である。CICの目的は，腎機能ならびに膀胱血流を確保するために，膀胱の過伸展を回避し，低圧な下部尿路を維持することである。膀胱血流を維持し，感染防御能力を保つことで，尿路感染症のリスクを軽減させる。様々なタイプのカテーテルが導入されているが，最近，ディスポーザブルの親水性コーティング付きカテーテルも上市された。簡便に使用できるだけでなく，尿道損傷の低減や，尿路感染症のリスク軽減といった医療経済的観点から，その有用性が報告されている[5]（☞8章参照）。

### 外科的治療

外科的治療法は，すべての保存的治療法が無効の場合にのみ適用される。低コンプライアンス膀胱による蓄尿障害や高圧膀胱による二次性の膀胱尿管逆流症を合併しているような症例では，膀胱拡大術が行われる。

## ③ 間質性膀胱炎

### 病　態

間質性膀胱炎とは，「膀胱痛，膀胱不快感，頻尿などの過知覚膀胱症状を呈し，膀胱内にハンナ病変または拡張術後粘膜出血を認める疾患」と定義される[6, 7]。間質性膀胱炎はハンナ型と非ハンナ型の2つの亜型に分類される[8]が，ハンナ病変とは，肉眼的には膀胱鏡所見における毛細血管の集簇を伴った膀胱粘膜の発赤部位のことであり，組織学的には尿路上皮のびらんおよび上皮下組織における炎症細胞浸潤，間質の線維化，毛細血管の増生を認める肉芽組織のことである。非ハンナ型は尿路上皮が保全されている。

間質性膀胱炎の明らかな病態はわかってはいないが，発症に関する因子として表3に示したものが仮説として挙げられる。

表3 ▶ 間質性膀胱炎の発症に関連すると思われる因子

| | |
|---|---|
| ・尿路上皮機能不全 | ・炎症 |
| ・尿路の低酸素状態（血流障害） | ・神経原性炎症 |
| ・アレルギー・自己免疫学的機序 | ・微生物感染 |
| ・膀胱以外の多臓器疾患の関連症状 | ・その他 |

## ●● 疫　学

わが国における間質性膀胱炎の患者数は2016年現在約4,500人（人口比0.004％，ハンナ型2,000人）程度である。しかし，実際の患者数はこれより多いと推測される[8]。

また，ハンナ型間質性膀胱炎は，厚生労働省により難病に指定されている。

## ●● 診　断

OABとの大きな違いは，典型的な症例では蓄尿時に膀胱部痛を有していることであり，このような場合は間質性膀胱炎を疑う。細菌感染や悪性腫瘍など，他の類似疾患が除外でき，なお間質性膀胱炎を疑う場合には膀胱水圧拡張術を行う。

通常麻酔下で行う膀胱鏡所見でハンナ病変や，水圧での膀胱拡張後にみられる膀胱粘膜からの出血（mucosal bleeding after distension：MBAD）により，間質性膀胱炎と診断する。ハンナ病変を認めた場合には同時に十分な病変部の切除や焼灼を行う。また膀胱生検を追加することで，膀胱粘膜の炎症の程度だけではなく，膀胱上皮内癌の鑑別も可能である（図2）。

また自覚症状に関して，治療前後の変化を確認する上で間質性膀胱炎症状スコア／問題スコア（ICSI／ICPI）は有用である[7]。

## ●● 鑑別疾患

蓄尿障害をきたす疾患をすべて除外することが重要である。特に，急性・慢性尿路感染や乳頭状変化を認めない膀胱癌である上皮内癌の鑑別は重要である。

上記の疾患は症状や膀胱鏡所見のみでは鑑別が困難なこともあり，必要に応じて尿培養検査や尿細胞診を提出することになる。また，無

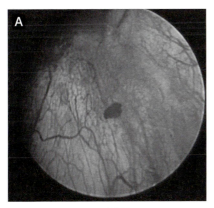
ハンナ病変

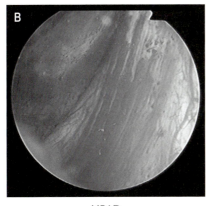
MBAD

**図2▶ 間質性膀胱炎の膀胱鏡所見**
A：ハンナ病変。正常の毛細血管構造を欠く特有の粘膜発赤像
B：MBAD(mucosal bleeding after distension)。水圧拡張後に起きる膀胱粘膜の点状, 滝状出血

菌性膿尿が継続する場合には尿路結核なども考慮に入れた上で, 精査を進めていくことが望ましい。

## ●● 治療法

　病態の解明が進んでいないため, 治療法も確立されていない。唯一, 間質性膀胱炎の治療で保険適用があるのは膀胱水圧拡張術である。そのほか, 様々な治療法が模索されているが, 希少疾患ゆえに各治療の

エビデンスが乏しいのが現状であり，対症療法が中心に行われている（表4）。

### 表4 ▶ 間質性膀胱炎の各種治療法

| 保存療法 | |
|---|---|
| 行動療法 | 膀胱訓練，飲水制限 |
| 食事療法 | 酸性食品，高カリウム食，カフェイン，香辛料，アルコールなど症状の悪化を認めるような食品は控える |

| 薬物療法 |
|---|
| ・三環系抗うつ薬<br>・トシル酸スプラタスト<br>・ステロイド<br>・抗ヒスタミン薬<br>・シクロスポリン<br>・シメチジン |

| 膀胱腔／壁内注入療法 |
|---|
| ・DMSO<br>・ヒアルロン酸<br>・リドカイン<br>・ステロイド<br>・ヘパリン<br>・コンドロイチン硫酸<br>・ボツリヌス毒素<br>・ヘパリン＋リドカイン併用療法 |

| 外科的療法 |
|---|
| ・膀胱水圧拡張術<br>・膀胱摘出<br>・経尿道的切除／焼灼術（ハンナ型）<br>・膀胱拡大術 |

| その他 |
|---|
| ・電気神経刺激（neuromodulation）<br>・高圧酸素療法 |

（文献7，p33-62をもとに作成）

## 4 薬剤性排尿障害

### ●● 病　態

各種疾患に対する治療薬には，抗コリン作用や抗ヒスタミン作用を有し，膀胱頸部や尿道括約筋の閉塞をきたし排出障害をまねく可能性のあるものや，コリン作動性やα受容体遮断作用を有し，頻尿や失禁など蓄尿症状を引き起こす可能性があるものが多数存在する。

### ●● 代表的な薬剤（表5）[9]

#### 排出障害を誘発させる可能性があるもの

①抗コリン薬（☞3章「抗コリン薬・$β_3$受容体刺激薬」参照）

膀胱を中心としたコリン作用性ムスカリン受容体を阻害することで膀胱容量を増大させ，無抑制収縮を抑制する。臨床的には頻尿，尿意切迫感の改善に作用する。一方，副作用として排尿困難，残尿の増加，尿閉を導くこともある。代表的な薬剤としては泌尿器科領域で主に用いられる排尿機能改善薬が挙げられるが，鎮痙薬やパーキンソン病治療薬，血圧降下剤の中にも抗コリン作用があり，これらの薬剤を複数使用する場合には注意が必要である。

②$α_1$受容体刺激薬

起立性低血圧などで使用されるミドドリン塩酸塩やメチル硫酸アメジニウム，ドロキシドパなどの交感神経刺激薬は膀胱頸部や前立腺に存在する$α_1$受容体を刺激し，緊張状態をまねき，排尿困難を導く可能性がある。

③ドーパミン作動薬

ドロキシドパ，メシル酸ペルゴリド，塩酸セレギリンなどはいずれもα受容体刺激作用を有し，尿道閉鎖圧を上昇させ，排尿困難をきたしうる。

**表5 ▶ 各種排尿障害の原因となりうる薬剤の種類**

| 排尿症状 | |
|---|---|
| ・オピオイド製剤 | ・抗精神病薬 |
| ・筋弛緩薬 | ・抗不整脈薬 |
| ・OAB治療薬 | ・抗うつ薬 |
| ・鎮痙薬 | ・気管支拡張薬 |
| ・消化性潰瘍治療薬 | ・総合漢方薬 |
| ・抗不整脈 | ・低血圧治療薬 |
| ・抗アレルギー薬 | ・漢方薬 |

| 蓄尿症状 | |
|---|---|
| ・抗不安薬 | ・勃起改善薬 |
| ・抗がん剤 | ・狭心症治療薬 |
| ・認知症治療薬 | ・コリン作動薬 |
| ・α受容体遮断薬 | |

(文献9より引用)

④抗不安薬／抗精神病薬

多くの抗不安薬や抗精神病薬は抗コリン作用も有しているため，膀胱弛緩作用があり，末梢性に排出障害をきたしうる。

⑤抗ヒスタミン薬

中枢性抗ヒスタミン薬は，膀胱壁のヒスタミン$H_1$受容体を遮断することにより，末梢性に膀胱弛緩をきたす。さらにこれらの薬物は抗コリン作用もあり，排出障害をも生じさせる。

## 尿失禁・頻尿を誘発させる可能性があるもの

①コリン作動薬

認知症治療薬の中で，塩酸ドネペジルなど抗コリンエステラーゼ薬の投与による末梢性コリン作動性作用により尿失禁を発症する。また，重症筋無力症治療薬である臭化ジスチグミンについては，末梢性コリン作動性作用を有しており，膀胱平滑筋のムスカリン性アセチルコリン受容体も刺激するため，その結果，膀胱収縮を促進し，排尿困難を

改善する作用がある。しかし，有害事象として頻尿や尿失禁がみられることがある。

②$\alpha_1$受容体遮断薬

特にBPHや神経因性膀胱などで使用される$\alpha_1$受容体遮断薬は，尿道括約筋や膀胱頸部の弛緩作用があるために，失禁を誘発することがある。

## 診　断

急性発症の場合には，診断は比較的容易で，直近に開始された薬剤が原因であることが多い。

しかし，慢性の経過をたどったと考えられる症例では，排尿障害の薬剤が数種類使用されていることも多く，原因薬剤も1つとは限らない。関連諸家と協議し，原疾患の状況に合わせ薬剤の調整が必要なこともある。

## 治療法

蓄尿症状のみを訴えた場合でも，積年の"慣れ"により排出症状に気づいていないこともある。患者が排尿障害を訴えた場合には，まず残尿測定を行い，200mL以上残尿が存在するようであれば導尿や一時的なカテーテル留置を行う。

また，原因の薬剤が特定できるようであれば，処方医と相談の上，原因薬剤の中止が可能かどうか検討する。原因薬剤の中止がかなわないようであれば，排尿機能改善薬として排出障害に関しては前述の$\alpha_1$受容体遮断薬（☞3章参照）やコリン作動薬の投与を，また蓄尿障害に関しては$\beta_3$受容体刺激薬や，抗コリン薬の投与を検討する。

# 2 男性に特徴的な排尿障害

## 1 前立腺肥大症(BPH)／男性下部尿路症状(mLUTS)

### ●● 病　態

　BPHは前立腺の良性過形成による下部尿路機能障害を呈する疾患で，通常は，①解剖学的な前立腺腫大，②機能的な尿路の閉塞，そして，③下部尿路症状(lower urinary tract symptom：LUTS)を伴うと定義されている(図3)。実際にこの3つのすべてを満たすことは少なく，最近では症状に最重点が置かれ，男性下部尿路症状(male LUTS：mLUTS)と総称して呼ばれる。

　前立腺の過形成は，平滑筋と結合織からなる間質と腺上皮，および内腔から構成され，尿道の周囲から始まる。間質と腺上皮とは増殖因子を介して相互作用があり，また性ホルモン，炎症，アドレナリン作動性神経の刺激で増殖が促進される。さらに，BPHによる尿路の閉塞は排出障害だけではなく，膀胱の伸展・虚血・炎症・酸化ストレスをもたらし，膀胱支配神経や平滑筋の変化，尿路上皮由来のメディエーター放出などを介してOABなどの蓄尿症状をも発生させる。

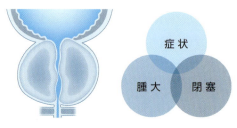

図3 ▶ 前立腺肥大症

## ●● 疫 学

BPH/mLUTSの頻度や程度は加齢に伴い増加・増強する。わが国では，排尿障害を自覚する一般男性の頻度は40歳代では20％以下であるが，加齢とともに漸増し，60歳代で30％，70歳代で40％に達する[2]。国際前立腺症状スコア（IPSS）で中等度以上のBPH/mLUTSが認められる頻度はアジア人男性では50歳代以上で30％以上とされ[10]，前立腺も50歳代頃から増大してくる。よって，中高年男性が何らかの排尿症状を訴えて受診した際には，まず本疾患を疑って診療する。

## ●● 診 断

BPHの診断は，直腸診を行うことで前立腺の大きさおよび，前立腺炎（圧痛がある）や前立腺癌（硬結を触れる）の鑑別が可能なこともある。しかし，直腸診で異常がなくても前立腺癌の可能性は否定できないため，特に中年以降の患者ではPSAの測定を必ず行う。

自覚症状に関しては，問診票による国際前立腺症状スコア（IPSS）を用いると症状の聞き漏らしがなく，重症度およびQOLの評価も可能である。そのほか，排尿に影響する既往症や服用中の薬剤の確認も重要である。

他覚所見の評価では，排尿状態を調べる尿流測定検査があり，排尿時の最大尿流率をもとに尿勢の程度を判定する。排尿後は，経腹的超音波にて残尿量を測定する。また，経腹的あるいは経直腸的超音波診断により前立腺体積が測定できる。超音波検査での残尿量測定や前立腺重量の測定は，泌尿器科以外の一般医でも可能で，是非施行して頂きたい検査である。

## 治療

### 内服療法

#### ①α₁受容体遮断薬（☞ 3章「α₁受容体遮断薬」参照）

前立腺や膀胱頸部の弛緩作用がある。比較的即効性がある。高齢者では血圧の低下や起立性低血圧，鼻閉感を生じさせる場合がある。若年者や，高齢者でも性的活動性が高い患者には，射精障害を生じさせる可能性があり注意する。

#### ②ホスホジエステラーゼ（PDE）5阻害薬（☞ 3章「PDE5阻害薬」参照）

前立腺・尿道・膀胱頸部の平滑筋弛緩作用，血管平滑筋弛緩による下部尿路組織の血流改善，膀胱求心性神経活動に対する抑制など様々な作用機序により効果を発現させる薬剤である。有害事象としては血圧低下，持続勃起症，逆流性食道炎などの消化器症状がある。

#### ③5α還元酵素阻害薬（☞ 3章「5α還元酵素阻害薬」参照）

前立腺重量30g以上の症例がよい適応となる。前立腺体積の縮小化による効果を期待する。長期投与でより効果を発現し，尿閉のリスク軽減や手術を回避できる可能性が高い。また投与によりPSAが低下するため，投与前に前立腺癌のスクリーニングを行い，投与中も定期的なPSAフォローを行い，上昇傾向があれば泌尿器科へコンサルトする。

#### ④漢方薬，その他（☞ 3章「その他（漢方や植物製剤）」参照）

牛車腎気丸や，セルニルトンなどが使用されることがある。エビデンスレベルは低い。軽症例や，他の薬剤が有害事象などで投与できない場合に使用される。

### 手術療法

内服療法で効果を認めない場合やBPHが原因で尿閉，尿路感染，出血を繰り返す場合などに手術の適応となる。以前は開腹手術なども行われていたが，最近では経尿道的内視鏡手術が中心に行われている。

経尿道的手術の方法には，①組織の切除や核出あるいは蒸散を主体とする方法，②高温度凝固による組織の熱凝固・変性を主体とする術式がある。従来行われているTURPは現時点でも施行件数が最も多く，標準治療の役割を担っている。しかし，治療に伴う出血や灌流液による低ナトリウム血症（TUR症候群）などの合併症リスクがあり，高齢者や併存症・合併症を有する症例には適応困難な場合もある。このような手術侵襲を回避するためホルミウムレーザー前立腺核出術（holmium laser enucleation of the prostate：HoLEP）やバイポーラによるTUR（transurethral resection in saline：TURis），さらに，経尿道的前立腺核出術（transurethral enucleation with bipolar：TUEB）や光選択的レーザー前立腺蒸散術（percutaneous vertebroplasty：PVP）などが近年普及している。

　一般的に手術後早期の合併症には，①出血，②感染，③切除部位の浮腫による排尿困難や浮腫，④逆行性射精などの射精障害があり，晩期症状としては，①膀胱頸部硬化症，②尿道狭窄などが挙げられる。

## その他の療法

### ①尿道ステント留置（図4）[11]

　全身状態が不安定などの理由から一般的な手術療法が選択できない患者に主に選択される。治療の侵襲性は低く，安全性は高く，短期的な成績はよい。しかし，合併症も比較的多い。主な合併症は，ステントの移動，結石の形成，出血，尿道狭窄，膀胱刺激症状などである。合併症が起きた場合にはステントの抜去や，再留置を行う必要がある。

### ②清潔間欠的自己導尿

　尿道留置カテーテルと比較した場合，尿路感染症の予防や，尿閉症例の膀胱機能の早期回復に有用である。患者自身や介護者により間欠的に導尿を行う手技である。患者のQOLは留置カテーテルより優れ，症候性の尿路感染症も尿道留置カテーテルと比較し，発症が少ない。

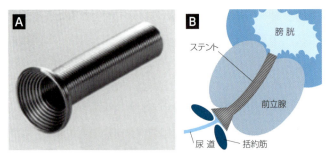

**図4 ▶ 尿道ステント留置**
A：メモカス028®
B：尿道ステント留置術 （文献11より引用）

また，脊髄損傷の患者において間欠的自己導尿を行った群と，用手排尿などを行った群を比較すると，自己導尿において有意に腎機能の改善が良好であった。合併症としては，導尿の手技の習得不良やアドヒアランス不良が原因による尿路感染症や，特に男性では挿入時の尿道損傷などが挙げられる。

③カテーテル留置

積極的には推奨できない。尿を膀胱から排出することは可能であるが，長期留置の場合，QOLが障害され，合併症の頻度が高い。短期の留置以外は間欠自己導尿など他の治療が困難な場合にのみ適応とされる。急性尿閉への応急処置，慢性尿閉による腎機能低下や水腎症に対する一時的な処置，排尿筋低活動による排尿困難，高齢，寝たきり，合併症などのために他の治療が困難な患者に使用される。留置の際には尿道損傷の可能性があり，長期間の留置は患者のQOL低下，出血，尿路感染症，尿道皮膚瘻，膀胱結石などをまねく危険性が高い。

## ② 慢性前立腺炎

### ●● 病態

慢性前立腺炎は会陰部，陰茎，陰嚢，膀胱などの骨盤周囲の疼痛や不快感，排尿時または射精時の疼痛や違和感を主症状とする症候群であり，その臨床症状は多彩である。急性前立腺炎と異なり発熱はなく，原因として細菌感染が証明される症例は全体の5～10％である。ほとんどの症例で原因がはっきりしないため，慢性前立腺炎/慢性骨盤痛症候群とも呼ばれている。

### ●● 疫学

慢性前立腺炎は生命予後に影響がなく，一般人口の男性の5～10％程度が何らかの慢性前立腺炎の症状を持っているとされる。また，慢性前立腺炎の約半数の症例で3～6カ月後には症状が自然軽快するとの報告もあり，慢性前立腺炎の症状を一過性に経験する男性も少なくない。

### ●● 診断

これらの臨床症状はNIH（米国国立衛生研究所）が定めた症状インデックス（NIH-CPSI）により評価する（表6）[12, 13]。NIH-CPSIは"痛みあるいは不快感"，"排尿"，"症状の影響"そして"QOL"の4つのドメインで構成され，点数が多いほど症状が強い。慢性前立腺炎の排尿症状は残尿感と頻尿であるが，排尿後の残尿はなく，NIH-CPSIに挙げられるような骨盤部の疼痛を必ず伴っている。

臨床症状があり，中間尿を検体とする尿沈渣で血尿，膿尿あるいは細菌尿がない場合にはまず本疾患を疑う。そして前立腺マッサージ後の初尿中の白血球，細菌の有無により表7のようにカテゴリー分類を行

**表6 ▶ NIH-CPSI 日本語版**

| 痛みあるいは不快感 |
|---|
| 1. この1週間で，次の場所に痛みや不快感を感じたことがありましたか？<br>　　1a．肛門と睾丸の間（股の間）<br>　　1b．睾丸<br>　　1c．陰茎の先端（排尿に関係なく）<br>　　1d．腰の下，下腹部や膀胱の周囲<br>2. この1週間で，次のようなことがありましたか？<br>　　2a．排尿中の痛みまたは灼熱感<br>　　2b．射精しているときあるいは射精後の痛みまたは不快感<br>3. この1週間で，上記のような痛みや不快感をどのぐらい感じましたか？<br>4. この1週間で，あなたが感じた痛みまたは不快感の平均を表すとしたら何点ですか？ |
| **排　尿** |
| 5. この1週間で，尿をしたあとにまだ尿が残っている感じがありましたか？<br>6. この1週間で，尿をしてから2時間以内にもう一度しなくてはならないことがありましたか？ |
| **症状の影響** |
| 7. この1週間で，今ある症状のために普段していることを差し控えることがありましたか？<br>8. この1週間で，症状のことをどのぐらい考えましたか？ |
| **QOL** |
| 9. この1週間にあなたが感じた症状が変わらずにつづくとしたらどう思いますか？ |

（文献12より引用改変）

**表7 ▶ 前立腺炎症候群分類**

| カテゴリー | マッサージ前の中間尿 | | 前立腺マッサージ後の初尿 | |
|---|---|---|---|---|
| | 白血球 | 細菌 | 白血球 | 細菌 |
| カテゴリーⅠ（急性細菌性前立腺炎） | ＋＋ | ＋＋ | 通常検査せず | |
| カテゴリーⅡ（慢性細菌性前立腺炎） | － | － | ＋ | ＋ |
| カテゴリーⅢ<br>（慢性骨盤内疼痛症候群／前立腺関連疼痛症候群）<br>　カテゴリーⅢA　　　炎症性<br>　カテゴリーⅢB　　　非炎症性 | <br><br>－<br>－ | <br><br>－<br>－ | <br><br>＋<br>－ | <br><br>－<br>－ |
| カテゴリーⅣ（無症候性前立腺炎） | 通常検査せず | | 通常検査せず | |

■：慢性前立腺炎

（文献13より引用）

う。慢性前立腺炎は細菌感染によるものと細菌感染が証明されないものに分類される。さらに，非細菌性のカテゴリーの中には前立腺マッサージ後の検尿所見における尿中白血球の有無により，炎症性と非炎症性の分類がある。

　診断は，前立腺マッサージ後の尿道分泌液または尿で細菌の存在が証明されれば細菌性前立腺炎で，細菌は証明されないが白血球陽性であれば非細菌性前立腺炎となる。発熱と下部尿路症状を伴い，検尿でも膿尿や細菌尿を有している場合には急性前立腺炎を疑う。急性前立腺炎を疑う場合には前立腺マッサージは菌血症を誘発する可能性があるため行わないほうがよい。

## 鑑別疾患

　慢性前立腺炎と症状が類似する疾患には間質性膀胱炎，BPH，前立腺癌がある。間質性膀胱炎では，慢性前立腺炎同様に排尿後の残尿はないが尿意切迫感と蓄尿時の膀胱部痛があり，排尿直後には消失することが慢性前立腺炎とは異なる。BPHや前立腺癌では慢性前立腺炎のような疼痛はなく，排尿症状がみられることが多い。

## 治療法

　細菌性の場合は感受性のある抗菌薬の投与を行う。前立腺は薬物の組織移行の点からニューキノロン系薬を4〜8週間投与する。非細菌性については確立された治療はなく，排尿症状に合わせて$\alpha_1$受容体遮断薬を使用する，前立腺マッサージや消炎鎮痛薬〔選択的COX-2阻害薬（セレコキシブなど）〕，セルニチンポーレンエキスといった植物抽出物質などが用いられる。最近，前立腺炎に対して体外衝撃波を経会陰的に用いた研究が報告され[14]，疼痛，排尿状態，QOLが有意に改善したとされている。

# 3 女性に特徴的な排尿障害

## 1 腹圧性尿失禁

### ●● 病態

　腹圧性尿失禁とは運動や咳，くしゃみなどの際に不随意に尿が漏れるという愁訴である。女性に多く，女性の尿失禁の約半数を占める。病態には尿道過可動（尿道の動きすぎ）と尿道括約筋不全（尿道の締まりの悪さ）があり，前者は解剖学的な尿道支持機構の障害，後者は尿道自体の尿禁制機構の障害で起こる。

### ●● 原因

　肥満，出産（経腟分娩，多産，巨大児），加齢，便秘，骨盤内手術の既往が主なリスク因子であると言われる。

### ●● 診断

　自覚症状の判定には，年齢に関係なく使用できる失禁に特化した質問票である国際尿失禁会議尿失禁症状・QOL評価質問票（ICIQ-SF☞2章参照）を使用するとよい。これにより失禁のシチュエーションやその頻度や程度などが把握できる。またQOL障害の程度も評価できる。また，排出症状やOAB症状の有無も把握しておくと各種疾患の鑑別に有用である。

　さらに腹圧性尿失禁がいつから，どのように起こってきたかなど詳細に問診し，既往歴や手術歴，内服薬，生活様式を聴取し，失禁のリスク因子が潜んでいないか精査する。

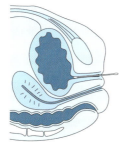 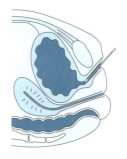

**A** 平常時　　**B** 腹圧下

**図5 ▶ Qチップテスト**　　（文献15, p67より引用）

## 診　察

　必要に応じて患者を砕石位として視診と内診にて評価する．腹圧性尿失禁が疑われる場合は尿道過可動の有無を評価する．図5[15]のようなQチップテストを行うと評価しやすい．これは女性の尿道に綿棒を挿入し，患者に腹圧をかけさせ，綿棒の傾きが30°以上のものを過可動と判定するものである．また，実際に尿失禁の有無を確認する方法として，ストレステストがある．蓄尿状態で砕石位として咳や腹圧をかけさせて，尿の漏出と程度を確認する．尿失禁があれば陽性とする．

## 検　査

　尿検査，残尿測定，超音波検査など一般的な排尿機能評価のための検査を行い神経因性膀胱や，そのほかの泌尿器疾患を除外する（図6，7）[16]。
　腹圧性尿失禁に特徴的な検査としてはパッドテスト，鎖膀胱尿道造影検査がある．

①パッドテスト

　尿失禁の重症度の客観的な目安となる．500mLの水を飲ませた後に主に腹圧性尿失禁を誘発する動作を1時間行わせ，前後のパッド重量の差で失禁量を求める1時間パッドテスト（表8）[17]と，日常生活の中

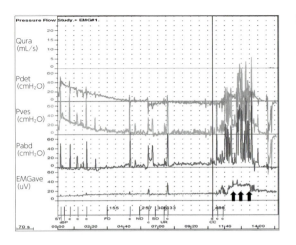

**図6 ▶ 尿流動態検査①：急性横断性脊髄炎の症例**

尿意は弱いながらも感知できていたが排尿指示後も排尿筋圧は低く，腹圧をかけるも自力排尿は不可能であった。また排尿時には排尿筋─括約筋協調不全を疑う所見も同時に認めた（↑）。この排尿筋─括約筋協調不全は脊髄疾患に特徴的な所見である
〔松尾朋博，他：脊髄・脊椎疾患による神経因性膀胱 感染症（脊髄炎・HTLV-1関連脊髄症）．臨泌．2017；71（2）：161-6.より医学書院の許諾を得て転載〕

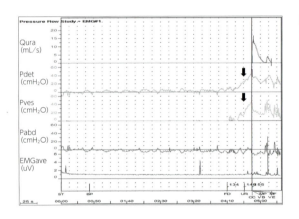

**図7 ▶ 尿流動態検査②：急性散在性脳脊髄炎の症例**

尿意の出現と同時に，膀胱内圧と排尿筋圧の上昇を認め（↓），尿意切迫感も強く，排尿筋過活動の状態。最大膀胱容量も155mLと低下を認めていたが，検査時の排尿量は133mLで残尿は少量であった
〔松尾朋博，他：脊髄・脊椎疾患による神経因性膀胱 感染症（脊髄炎・HTLV-1関連脊髄症）．臨泌．2017；71（2）：161-6.より医学書院の許諾を得て転載〕

で24時間の失禁量を求める24時間パッドテストがある。外来の現場では1時間法が行われるが，生活の実態に即した24時間法のほうが正確ではある。

②鎖膀胱尿道造影

　膀胱内に造影剤を注入し，尿道を描出するために専用の鎖を挿入し，通常立位で腹圧をかけた状態で撮影する（図8）。腹圧性尿失禁症例では膀胱頸部が開大し，側面像で膀胱後面と尿道のなす角（後部尿道膀胱

**表8 ▶ 1時間パッドテスト**

| 1時間パッドテスト　　　　　　　　＿＿＿＿年＿＿＿＿月＿＿＿＿日 |
|---|

→ 0分　開始　　午前・午後　　　　時　　　分
　　　　パッド装着　500mLの水を15分以内で飲み終える
　　　　椅子またはベッド上で安静

→15分　歩行を30分間続ける

→45分　階段の昇り降り　1階分　　　　　　　　　　1回
　　　　椅子に座る，立ち上がる　　　　　　　　　10回
　　　　強く咳込む　　　　　　　　　　　　　　　10回
　　　　1箇所を走り回る　　　　　　　　　　　　1分間
　　　　床上の物を腰をかがめて拾う動作をする　　5回
　　　　流水で手を洗う　　　　　　　　　　　　1分間

→60分　終了
　　　　　開始前のパッドの重量　　A＝　　　　　　g
　　　　　終了後のパッドの重量　　B＝　　　　　　g
　　　　　失禁量　　　　　　　　B－A＝　　　　　g

　　判定　2g以下　　尿禁制あり
　　　　　2～5g　　軽度
　　　　　5～10g　　中等度
　　　　　10～50g　高度
　　　　　50g以上　きわめて高度

（文献17より引用）

角）が開大することが多い．また，膀胱瘤では膀胱の骨盤外への下垂が観察される．

### ③尿道閉鎖圧測定

　尿失禁の原因を診断するために有用な検査である．腹圧の上昇に伴って排尿筋の収縮がない状態で尿失禁を認めた場合は，腹圧性尿失禁と診断できる．また，最大尿道閉鎖圧が20～30cmH$_2$O以下の場合や，腹圧下漏出時圧（abdominal leak point pressure：ALPP）が60cmH$_2$O以下であれば尿道括約筋不全（intrinsic sphincter deficiency：ISD）が疑われる．ISDを伴う腹圧性尿失禁の場合，尿道過可動の場合と比較して手術成績が劣る．

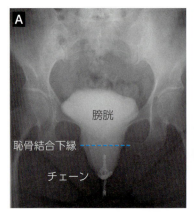
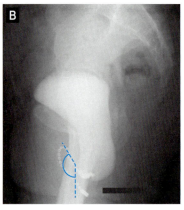

**図8 ▶ 鎖膀胱尿道造影：骨盤臓器脱（膀胱瘤）症例**
A：立位正面像，B：立位側面像
膀胱が恥骨結合下縁より大きく下がって（下垂して）いる。側面像では膀胱が下垂することにより尿道の地面となす角度が開大している。正常では0〜40°程度

## 治療

### 行動療法

#### ①減量

肥満患者では過度の腹圧が骨盤底にかかりやすいことから，減量は勧められるべき治療法のひとつである。運動療法と食事制限を併用した研究では有意に腹圧性尿失禁が改善した[18]。

#### ②便秘改善

過度の便秘による腹圧の上昇は尿失禁のリスクと考えられている。しかし，便秘改善により腹圧性尿失禁が改善するかどうかは詳細不明である。

### 理学療法

#### ①骨盤底筋訓練（☞4章参照）

非侵襲性であり，腹圧性尿失禁治療の第一選択と考えられる。腹圧性尿失禁に対する有用性を支持する種々の報告がある。

②神経変調療法

電気・磁気刺激療法，干渉低周波療法などがある。腹圧性尿失禁に対しては骨盤底筋の収縮性を高め，安全性が高く，有効性は治癒30〜50％，改善86〜94％と報告されている[19]。

## 薬物療法

腹圧性尿失禁では以下のような薬剤を使用して治療を行うが，エビデンスレベルが高いものは少なく，現段階で確立されたものはない（表9）[15]。

①$\beta_2$アドレナリン受容体作動薬（クレンブテロール）

尿道括約筋の収縮力を増し，尿道閉鎖圧を上昇させると考えられ，わが国では腹圧性尿失禁に対し保険適用を有している薬剤である。有害事象として振戦や，頻脈がある。

②漢方薬

漢方薬の中では補中益気湯が有効との報告[20]がある。補中益気湯は胃下垂や腎下垂にも使用され筋力増強作用があるとされる。骨盤底筋の脆弱化が原因とされる腹圧性尿失禁にも効果的な場合がある。

③三環系抗うつ薬

アドレナリン作動性神経終末におけるノルアドレナリンとセロトニ

表9 ▶ 腹圧性尿失禁で使用される薬剤

| 薬剤 | 用法・用量など |
| --- | --- |
| $\beta_2$アドレナリン受容体作動薬 | 1回20μgを1日2回朝夕（上限は60μg/日） |
| 漢方薬：補中益気湯 | 1日7.5g　毎食前 |
| 三環系抗うつ薬：イミプラミンなど | 小児夜尿症に適応あり |
| エストロゲン | 未承認 |
| α受容体刺激薬 | 未承認 |
| デュロキセチン | 未承認 |

（文献15，p128より引用改変）

ンの再取り込みを抑制し，尿道平滑筋を収縮させ，尿道閉鎖圧を上昇させる。しかし，十分なランダム化比較試験がない。

④**女性ホルモン**

閉経後の女性ホルモン（エストロゲン）の枯渇は腹圧性尿失禁発症の危険因子である。比較的高齢の患者の場合，エストロゲンの補充は合理的であると考えられるが，尿失禁に対する効果という観点からは一定の見解を得ていない。また，ホルモン剤投与による乳癌および子宮体癌発生のリスク，血栓症の発症リスクを考慮した上で投与することが必要である。

⑤**α受容体刺激薬**

尿道平滑筋の収縮作用に期待し，使用されることがあるが，保険適用はない。血圧上昇や排尿障害のリスクがある。

⑥**デュロキセチン**

セロトニン・ノルアドレナリン再取り込み阻害薬であり，蓄尿期に括約筋の活動を有意に増加させると報告されている。わが国ではうつ病に保険適用がある。海外では既に腹圧性尿失禁に使用認可を得ている。

## 手術療法（図9）[21]

骨盤底筋訓練や薬剤療法などでも効果不十分の場合には手術療法を検討する。手術療法には主にTVT（tension-free vaginal tape）手術とTOT（trans-obturator tape）手術がある。両者ともに尿道にメッシュテープを挿入する中部尿道スリング手術であり，比較的低侵襲である。尿道過可動の症例がよい適応である。いずれの術式も短期・長期とも80～90％以上の症例で有効である。

合併症としてはテープの固定が強すぎる場合や，もともと膀胱収縮力が弱い場合は術後に排出症状の悪化や尿閉がみられ，自己導尿やカテーテル留置を必要とする場合もある。経腟的な手術であることから，妊娠希望のある患者では行わない。

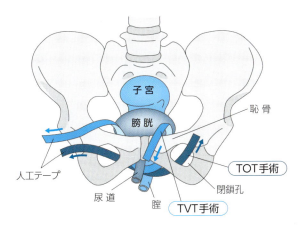

**図9 ▶ TVT手術とTOT手術**
TVT手術：下腹部にテープを出す
TOT手術：両内股の付け根からテープを通す

(文献21より引用)

## 2 骨盤臓器脱

### ●● 病　態

　骨盤臓器脱は女性の骨盤内臓器（子宮や膀胱，直腸）が腟壁と一緒に腟内へ落ち込んでくる状態。重度になると腟口から膀胱，子宮，直腸が脱出する。腟から脱出する臓器により，膀胱瘤，子宮脱，直腸瘤などとも呼ばれるが，最近では総称して骨盤臓器脱とされる機会が多い。

　初期症状としては，腟に異物感や下垂感を生じ，歩行時の違和感を覚えるようになる。また下部尿路症状としては，膀胱下垂に伴い頻尿，尿意切迫感，尿失禁などを呈する。臓器下垂が高度になると，下着と擦れて腟壁の出血，尿管の屈曲による水腎症をきたす場合もある。またこのような状態になると，排尿困難や残尿が出現し，尿路感染症状のリスクが高まる。

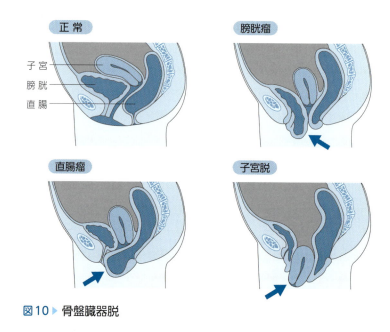

**図10 ▶ 骨盤臓器脱**

　患者の訴える症状としては,「股のあたりが下がった感じで気持ち悪く,歩きにくい」,「入浴中に腟のあたりで,何か丸く出てきたものに触った」というようなものが挙げられる(図10)。

## ●● 疫　学

　海外からの報告では出産を経験した女性44％に骨盤臓器脱を認め[22],米国人女性の11.1％が80歳になるまでに骨盤臓器脱または尿失禁に対する手術療法を受けるとされる[23]。骨盤臓器脱は,羞恥心のために受診をためらっている患者がいることが推測され,これを含めると骨盤臓器脱の罹患率はかなり高いと考えられる。骨盤臓器脱の好発年齢は60～70歳代であるが,これより若年の30～40歳代でも発症し,頻度は低いが出産直後や妊娠中から脱出してくる患者もいる。

## 原因

腹圧性尿失禁と同様に肥満，出産（経腟分娩，多産，巨大児），加齢，便秘，骨盤内手術の既往などが主なリスク因子である。

## 診断

骨盤臓器脱の診断は，基本的には外陰部の視診で行う。外陰部の視診は腟鏡を用い，怒責させるなどして膀胱，子宮，直腸の状態を確認する。さらに内診や直腸診なども行う。膀胱瘤の診断には尿失禁と同様，鎖膀胱造影が有効なこともあるが，子宮や直腸の瘤の被曝や侵襲性の問題から最近はあまり行われなくなっている。また，MRIを用い骨盤底や骨盤内臓器の状態を把握することが提唱されている。

尿失禁症状がみられるときは，必要に応じてウロダイナミクス検査で膀胱および尿道の機能を調べる。ウロダイナミクス検査により術後の排尿状態や尿失禁出現のリスクをある程度把握できる。

## 鑑別診断

腟，尿道および子宮にできる腫瘤性病変が挙げられる。たとえば傍尿道囊胞，腟壁腫瘍，子宮頸部にできた子宮筋腫，子宮頸部のポリープなどである。これらも骨盤臓器脱のように，腟からの臓器下垂，違和感および異物感を生じさせる可能性がある。

## 治療法

### ①保存的治療法

腹圧性尿失禁と同様に骨盤底筋訓練やバイオフィードバック訓練などが自覚症状に対しては有効なこともあるが，ある程度臓器脱が進行した場合には，治療法の変更が必要である。また便秘や体重増加には注意する。

年齢や全身の併存症の影響で体力的に手術に耐えられない場合や手術の希望がない場合には保存的治療法として，リングペッサリーや，フェミクッション®（女性医療研究所，図11）[24]を装着する。

② 手術療法

　膀胱や子宮の周りの組織を強く縫い合わせて補強する手術方法（腟壁縫縮術）や，場合によっては子宮を摘出する方法がとられることもあるが，再発率が高い。よって最近ではTVM（tension-free vaginal mesh）手術（図12）[25]や腹腔鏡下仙骨腟固定術［laparoscopic sacrocolpopexy（LSC）手術，図13］[26, 27]などが選択される。TVM手術は経腟的な操作による手術療法で，脱出した骨盤内臓器をメッシュで支え直す手術である。手術時間が短いため高齢者や長時間手術に耐えられない患者，緑内障や，脳動脈瘤などが原因でLSC手術時の体位である頭低位が取れない患者に選択される。LSCは脱出した骨盤内臓器を仙骨に引き上

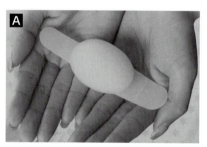

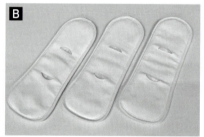

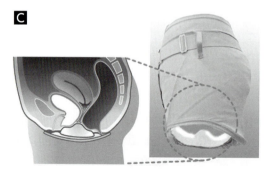

図11 ▶ フェミクッション®
臓器が腟内に戻っている状態で腟口をクッション（A）で抑え，押し上げ保持する。尿やおりものを吸収するホルダー（B）とクッションをサポーター（C）で固定して使用する

（文献24より転載）

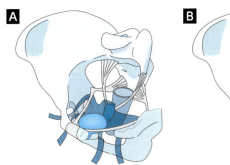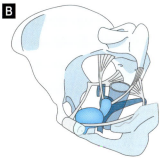

**図12 ▶ TVM (tension-free vaginal mesh) 手術**
A：anterior implant position (腟前壁を補強する)
B：posterior implant position (腟後壁を補強する)
（文献25, p155をもとに作成）

> IRCADの基本コンセプト：
> LSCは骨盤臓器脱手術のゴールドスタンダードとなりうる
> メッシュを使用し複数部位の欠損 (multiple compartment defects) を同時に修復可能とする

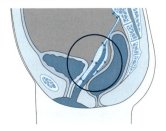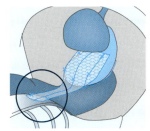

①前後壁にメッシュを挿入することですべての筋膜欠損部の補強を行う

②岬角へのメッシュ固定によって強力な接着を獲得する

**図13 ▶ 腹腔鏡下仙骨腟固定術 (LSC手術)**
フランス (IRCAD) 式LSC (1995年, Wattiezらにより報告)
（文献26, 27より作成）

げ固定する手術である。手術時間はTVMと比較し長くかかるが、完全子宮脱など重症な骨盤臓器脱患者ではTVMより成績がまさるとされる。またメッシュによる腟壁のびらんや、感染、性交痛はLSCのほうがより少ないとされる。

# 4 小児に特徴的な排尿障害

## 1 夜尿症

● ● 定 義

　一般的に，夜間に不随意に尿を漏らし，「5歳以降で1カ月に1回以上の夜尿が3カ月以上続くもの」と定義されている。①特に夜間の尿産生が過剰になる多尿型，②膀胱機能が未熟な膀胱型，③①と②を併せ持った混合型，の3つに大きく分類される。

● ● 疫 学

　排尿や睡眠のリズムが確立するのは5歳程度ということもあり，この年代以降での夜尿が病的であると考えられている。一般的に小児の夜尿症は，5〜6歳の児童で約20％，小学生低学年で10％程度，小学校高学年で5％程度にみられる。成長につれて多くは自然消失を認めるが，稀に0.5％程度は成人になっても症状を持ち越す。男児に多く（男：女＝2：1），基礎疾患を有している患者も比較的多い。

● ● 原 因

### 基礎疾患がない場合

　小児の夜尿症の原因には1つあるいは複数の要因が関連している。主なものを下記に示す。

①覚醒障害

　夜間，異常に睡眠深度が深い場合や，覚醒閾値が高い場合，排尿のために起き上がれず夜尿をきたす。

② 夜間多尿

　夜尿症における夜間多尿は重要な要因である。夜間就寝中の抗利尿ホルモンの分泌異常・低下によるとされるが，糸球体濾過量の日内変動の異常や，夜間の尿中カルシウム排泄増加や塩分摂取過剰などが関与している可能性がある。

③ 排尿筋過活動

　夜間，膀胱のリラクゼーションが十分にできず，排尿筋過活動の状態に陥った場合，夜尿になりうる。夜間の排尿筋安静度の程度と骨盤底筋（排尿抑制）のバランスの乱れによる。

④ 発達の遅れ

　夜尿症の患者では正常児と比較し，中枢神経の発達の点で相違がある。他覚的所見上，尿流動態検査および脳波所見における機能発達とともに夜尿症が改善するようである[28]。

⑤ 遺伝的素因

　両親のどちらか一方でも夜尿の既往があれば，児が夜尿症になる可能性は高い（5〜7倍）との報告がある。さらに両親とも夜尿の既往があれば約11倍夜尿に罹患しやすいという報告もある[29]。

### 夜尿症の基礎疾患になりうるもの

　表10[30]に挙げた疾患は夜間尿量の増加や，膀胱容量の低下をきたし，夜尿症の原因となりうる。

## ●● 診　断

### 夜尿症の病態と治療

　まず基礎疾患を除外した上で，詳細に問診を行い，昼間に尿失禁，頻尿，尿意切迫感などの症状を伴っているか，検尿を行い尿路感染の既往がないかなどを検査する。異常を認める場合，泌尿器科的疾患を含めて精査する必要がある。

**表10 ▶ 夜尿症をきたす可能性のある疾患**

| 夜尿の病因 | 基礎疾患 | | |
|---|---|---|---|
| 夜間尿量増大 | 腎尿路疾患 | 先天性腎尿路異常（低張尿） | 低形成腎<br>異形成腎<br>水腎症 |
| | 心因疾患 | 神経性多飲症（低張尿） | |
| | 内分泌疾患 | 尿崩症（低張尿）<br>糖尿病（高張尿） | |
| 膀胱容量低下 | 腎尿路疾患 | 膀胱疾患 | 排尿筋過活動<br>Hinman syndrome（膀胱容量増大）<br>排尿筋―尿道括約筋協調不全<br>慢性尿路感染症 |
| | 脊椎疾患 | 脊髄破裂，脊髄髄膜瘤<br>脊髄腫瘍（filum terminale syndrome） | |
| | 内分泌疾患 | 高カルシウム尿症 | |
| その他 | 腎尿路疾患 | 先天性腎尿路異常 | 異所性尿管 |
| | 神経疾患 | てんかん | |
| | 耳鼻科疾患 | 睡眠時無呼吸症候群 | |

（文献30, p5より引用）

　基礎疾患がある場合や，その併存が疑わしければ関連する診療科へ相談する。生下時より夜尿がずっと続いている一次性か，一度消失し，6カ月以上経って再発した二次性か聴取する必要がある。また，排尿日誌により尿量や膀胱容量，昼間の排尿状態，夜尿や睡眠の状態を把握し，生活指導や治療の判断材料とする。昼間も同様の症状を認める，他の下部尿路症状があるなどすれば泌尿器科疾患等の鑑別のため，尿検査や残尿測定，腎超音波検査などを行う。昼間の症状が主である場合や夜尿症の治療を1年以上行っても効果がみられない場合は，追加の検査としてウロダイナミクス検査や排尿時膀胱尿道造影を行い，膀胱機能障害や尿道狭窄等の有無を精査する。

## 治療法

夜尿症の治療法には生活指導，夜尿アラーム療法，薬物療法がある。薬物療法には抗利尿ホルモン，三環系抗うつ薬，抗コリン薬などがある。

### 生活指導

患児にストレスがかからない範囲内で介入するとよい。排尿日誌を記載してもらった上で水分制限や排尿習慣の正常化を図る。夜尿症は軽快する病気であること，決して悪い病気ではないことを理解してもらう。夜間の飲水量の制限や，食塩摂取が多い患者では減塩，定期的な運動習慣を励行する。具体的には表11[30)]に示す方法で指導することが多い[30~34)]。

### 夜尿アラーム療法

夜尿アラームは夜尿の水分を感知することで警報が鳴る仕組みの装置である。短期的・長期的ともに有効な治療法である[35)]。作用機序としては，睡眠中の膀胱内の尿保持力が増大し，尿意覚醒をせずに朝までもつようになる。この結果より，夜尿アラームの作用機序は膀胱容量（尿の保持力）を増加させることで[36, 37)]，この容量が夜間尿量を上回

**表11 ▶ 夜尿症における生活指導**

①日中に十分な飲水
②朝食・昼食を十分に摂取し，夕食は就寝2時間前まで
③夕食は飲水制限を
④就寝2～3時間前から水分摂取制限
⑤特に夜間の減塩を心がける
⑥早寝早起き
⑦就寝直前に排尿を
⑧夜間トイレのために起こすことを強制しない
⑨睡眠中冷えないように心がける

（文献30，p55-6をもとに作成）

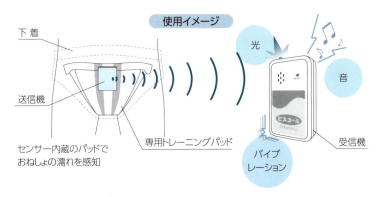

**図14 ▶ ピスコール®**
ワイヤレスタイプで夜尿をすばやく感知し，アラームとバイブレーションで知らせる
(文献38より引用)

ると夜尿が治癒するのではないかと考えられている（図14）[38]。薬剤と比較しても効果的であるとされ，治癒率は62～78％，治療中止後の再発率は15％と報告されている[39, 40]。ただし，治療に手間がかかるため，患者，家族ともに治療に対する意欲のある場合に適応となる。夜間に起こすことができない場合や起きるのを嫌がる場合には行えない。

## 薬物療法

### ①抗利尿ホルモン

抗利尿ホルモン剤としてデスモプレシン口腔内崩壊錠（ミニリンメルト®OD）やスプレー剤（デスモプレシン®スプレー）が用いられる。腎集合管の$V_2$レセプターに作用し水の再吸収を促進し作用を発現する。昼は症状がなく夜間のみの尿漏れである単一症候性夜尿症の場合には，治療効果の出現が早く，また投与方法が簡便なため，第一選択である。

寝る1時間程度前に服薬すると最も効果がある。経口薬は食事の影響を受ける可能性があるので，空腹時の服薬が勧められる。副作用として水中毒の可能性があるので，服薬2～3時間前より翌朝までは水分

摂取を制限する必要がある。またスプレー剤は鼻詰まりなどがあると効果が減弱してしまう可能性がある。わが国では夜間多尿型に当てはまる「尿浸透圧あるいは尿比重の低下に伴う夜尿症」に対してのみ適応が認められている(表12)[30]。

②三環系抗うつ薬

夜尿症の治療薬として古くより知られている。塩酸クロミプラミン（アナフラニール®），塩酸イミプラミン（トフラニール®），塩酸アミトリプチリン（トリプタノール®）などがあり，この順で効果が強い。夜尿症に対する薬理作用としては尿意覚醒を促進する作用，抗コリン作用，尿量減少作用が知られているが，どの作用が夜尿に効果があるかははっきりしていない。副作用の発現率は10～40％と高く，重篤な肝機能障害を引き起こすこともある。またてんかん発作を誘発することがあり，てんかんのある患者には投与すべきでない。さらに心毒性もあり，十分な指導・監視のもと，注意して服用させる。

③抗コリン薬

抗コリン薬は昼間も症状を有する患者や膀胱内圧測定においてOABと診断された患者においては，第一選択のひとつである。また，夜尿アラーム療法や抗利尿ホルモンが無効であった症例に対し，追加すると有用である。しかし，夜尿症に対する保険適用がなく，夜間のみ症状のある単一症候性夜尿症の場合には第一選択として使用しても，有効率は低いとされる。

表12 ▶ 夜尿症に使用される抗利尿ホルモン

| 口腔内崩壊剤 | ミニリンメルト®120～240μg　就寝30分～1時間前 |
|---|---|
| スプレー剤 | デスモプレシン®スプレー2.5<br>1回2.5～5μg（1～2噴霧）を1日1～2回，鼻腔内に投与 |

（文献30, p25-6, p74-8をもとに作成）

● 文献

1) Homma Y, et al:An epidemiological survey of overactive bladder symptoms in Japan. BJU Int. 2005;96(9):1314-8.
2) 本間之夫, 他:排尿に関する疫学的研究. 日排尿機能会誌. 2003;14(2):266-77.
3) 日本排尿機能学会過活動膀胱診療ガイドライン作成委員会, 編:過活動膀胱診療ガイドライン. 第2版. リッチヒルメディカル, 2015, p12, p84-101.
4) Koelbl H, et al:Pathophysiology of urinary incontinence, faecal incontinence, and pelvic organ prolapse. Abrams P, et al. ed. Incontinence. 5th International Consultation on Incontinence. ICUD. 2013, p261-359.
5) Watanabe T, et al:Cost-effectiveness analysis of long-term intermittent self-catheterization with hydrophilic-coated and uncoated catheters in patients with spinal cord injury in Japan. Low Urin Tract Symptoms. 2017;9(3):142-50.
6) Homma Y, et al:Clinical guidelines for interstitial cystitis and hypersensitive bladder updated in 2015. Int J Urol. 2016;23(7):542-9.
7) 日本間質性膀胱炎研究会ガイドライン作成委員会, 編:間質性膀胱炎診療ガイドライン. Blackwell Publishing, 2007, p22, p27.
8) Yamada Y, et al:A survey on clinical practice of interstitial cystitis in Japan. Transl Androl Urol. 2015;4(5):486-90.
9) 日本排尿機能学会 男性下部尿路症状診療ガイドライン作成委員会, 編:男性下部尿路症状診療ガイドライン. Blackwell Publishing, 2008.
10) Homma Y, et al:Epidemiologic survey of lower urinary tract symptoms in Asia and Australia using the international prostate symptom score. Int J Urol. 1997;4(1):40-6.
11) キースマック:製品情報 [http://www.kysmaq.co.jp/product/urinary/

index.html]

12) 高橋　聡，他：日本語版National Institute of Health Chronic Prostatitis Symptom Indexの作成について．日泌会誌．2014；105(2)：62-5．

13) Krieger JN, et al：NIH consensus definition and classification of prostatitis. JAMA. 1999；282(3)：236-7．

14) Zimmermann R, et al：Extracorporeal shock wave therapy for the treatment of chronic pelvic pain syndrome in males：a randomised, double-blind, placebo-controlled study. Eur Urol. 2009；56(3)：418-24．

15) 日本排尿機能学会女性下部尿路症状診療ガイドライン作成委員会，編：女性下部尿路症状診療ガイドライン．リッチヒルメディカル，2013．

16) 松尾朋博，他：脊髄・脊椎疾患による神経因性膀胱　感染症（脊髄炎・HTLV-1関連脊髄症）．臨泌．2017；71(2)：161-6．

17) 下稲葉美佐，他：疾患 尿失禁．泌外．2017；30(特別号)：375-88．

18) Subak LL, et al：Weight loss：a novel and effective treatment for urinary incontinence. J Urol. 2005；174(1)：190-5．

19) Yamanishi T, et al：Effect of functional continuous magnetic stimulation for urinary incontinence. J Urol. 2000；163(2)：456-9．

20) 井上　雅，他：女性腹圧性尿失禁に対する補中益気湯の有用性に関する検討．

21) 金城真実：尿失禁・骨盤臓器脱surgery-術前術後管理　TVT・TOT手術の術前・術後管理．Uro-Lo. 2017；22(2)：220-3．

22) Samuelsson EC, et al：Signs of genital prolapse in a Swedish population of women 20 to 59 years of age and possible related factors. Am J Obstet Gynecol. 180 (2 pt 1)：299-305．

23) Olsen AL, et al：Epidemiology of surgically managed pelvic organ prolapse and urinary incontinence. Obstet Gynecol. 1997；89(4)：501-6．

24) 女性医療研究所：フェミクッションについて [https://urogyne.jp/femicushion/]

25) 竹山政美，編：新・女性泌尿器科テキスト：TVT・TOT・TVM・LSC手術．メ

ディカ出版,2014, p155.

26) Walters MD, et al:Surgical treatment of vaginal apex prolapse. Obstet Gynecol. 2013;121(2 Pt 1):354-74.

27) Sunrise Hospital:Laparoscopic mesh treatment [https://sunrisehospitals.in/laparoscopic-mesh-treatment-of-uterine-prolapse-and-sui/]

28) Watanabe H, et al:A proposal for a classification system of enuresis based on overnight simultaneous monitoring of electroencephalography and cystometry. Sleep. 1989;12(3):257-64.

29) Järvelin MR, et al:Enuresis in seven-year-old children. Acta Paediatr Scand. 1988;77(1):148-53.

30) 日本夜尿症学会, 編:夜尿症診療ガイドライン2016. 診断と治療社, 2016, p5, p25-6, p55-6, p74-8.

31) 金子一成:夜尿症. 小児腎臓病学. 日本小児腎臓病学会, 編. 診断と治療社, 第2版. 2017, p55-6.

32) 相川 務:水分負荷試験の結果から夕食後の水分制限の妥当性を探る. 夜尿症研. 2007;12:45-9.

33) 津ヶ谷正行, 他:夜尿症患児における生活指導(夕方から就寝までの飲み物と食事制限)による治療成績. 夜尿症研. 2008;13:7-12.

34) 西 美和:わが国における夜尿症小児の飲水習慣に関する考察. 夜尿症研. 2013;18:9-11.

35) Evans JH:Evidence based management of nocturnal enuresis. BMJ. 2001;323(7322):1167-9.

36) Hvistendahl GM, et al:The effect of alarm treatment on the functional bladder capacity in children with monosymptomatic nocturnal enuresis. J Urol. 2004;171(6 Pt 2):2611-4.

37) 河内明宏, 他:I型夜尿症患者の治癒過程における夜尿時膀胱容量の変化. 夜尿症研. 1997;2:51-3.

38) アワジテック：ピスコール®[http://www.pisscall.jp/introduction02.html]
39) Houts AC, et al:Effectiveness of psychological and pharmacological treatments for nocturnal enuresis. J Consult Clin Psychol. 1994;62(4):737-45.
40) Mellon MW, et al:Empirically supported treatments in pediatric psychology:nocturnal enuresis. J Pediatr Psychol. 2000;25(4):193-214;discussion 215-8, 219-24.

# 6章 慢性的な排尿障害による合併症

# 6章 慢性的な排尿障害による合併症

## 1 血尿

### ●● 概要

　血尿は尿路の血管の破綻で発症する。肉眼的血尿の原因として泌尿器科疾患の中で多いのは尿路感染症，結石，悪性腫瘍である。その他，内科的疾患による糸球体腎炎など，糸球体の炎症や薬剤によっても発症する。排尿障害のある患者では，尿路感染症や尿路結石などから血尿をきたすことが多い。逆に，患者自身の自覚はないものの，尿路感染や結石などによる血尿から排尿障害の存在が明らかになることもある。

　原因疾患の解除により肉眼的血尿も消失するが，排尿障害の合併が疑われるような患者では，感染や血尿が落ち着いたあとに，下部尿路機能の評価を行う。

### ●● 原因疾患

　血尿の原因疾患には表1のようなものがある。主に炎症，結石，腫瘍，放射線，薬剤などの影響により脆弱化した小血管が破綻することで血尿を誘発する。

　腎や前立腺などの実質臓器の炎症が原因の場合には，血尿以外にも熱発や臓器特異的な痛みなどを呈する。膀胱，前立腺，尿道などの下部尿路の炎症が原因の場合には，頻尿や尿失禁，排尿困難などの様々な下部尿路症状を呈する。

　上部尿路の結石の場合には，血尿とともに腰背部痛を発症し，感染も

**表1 ▶ 血尿の原因となる泌尿器科関連の主な疾患**

|  | 上部尿路（腎・尿管） | 下部尿路（膀胱・前立腺・尿道） |
|---|---|---|
| 感　染 | 腎盂腎炎 | 膀胱炎，前立腺炎，尿道炎 |
| 結　石 | 腎結石，尿管結石 | 膀胱結石，尿道結石 |
| 腫　瘍 | 腎癌，腎盂癌，尿管癌 | 膀胱癌，尿道腫瘍，前立腺癌 |
| その他 | 腎血管異常（ナットクラッカー症候群，腎動脈瘤），腎外傷，糸球体腎炎 | 尿道損傷，放射線性膀胱炎，薬剤性 |

併発していれば熱発を伴う。下部尿路結石の場合，膀胱結石では頻尿や尿失禁などの蓄尿症状がメインであるため，過活動膀胱との鑑別が必要である。尿道結石の場合，排尿困難や完全に尿道にはまり込む（嵌頓）状態に陥れば尿閉に至り，男性では前立腺肥大症などとの鑑別が必要である。また，膀胱癌や前立腺癌などの下部尿路腫瘍も各種多彩な排尿症状を呈するため鑑別が必要となる。

## 診　断

### 尿検査

尿検査は必須である。肉眼的血尿を訴えている患者でも，実際には脱水などによる濃縮尿を血尿ととらえている患者も多い。試験紙法による尿潜血だけで判断せず，尿沈渣も含めて評価を行う。その理由としては試験紙法では横紋筋融解症などでみられるミオグロビン尿では擬陽性（尿潜血陽性・尿沈渣陰性）となりアスコルビン酸（ビタミンC）を服用している患者では擬陰性となるからである。また尿沈渣で赤血球の変形や円柱の存在が確認されれば，糸球体由来の腎炎などが考えられるため，腎臓内科へのコンサルトが必要になる。

原則として，泌尿器科関連の疾患では検尿上における赤血球の変形はない。尿沈渣で1視野当たり5個以上の赤血球の存在を陽性と定義する

ことが多い[1]。

### 血液検査

特に50歳以上の男性患者では，前立腺特異抗原（PSA）を測定し，前立腺癌のスクリーニングを行う。

### 尿細胞診

悪性腫瘍の鑑別のため，肉眼的血尿を発症した患者では必須の検査である。異型細胞が認められるようであれば泌尿器科専門医へコンサルトする。

### 超音波検査

非侵襲的な検査ではあるが水腎症や腫瘍病変および結石などの有無の確認ができる。また前立腺のサイズや残尿量など排尿機能に関連する評価も可能である。

### CT・MRI検査

超音波検査で異常があった場合には，腹部CT検査の実施を考慮する。腫瘍性病変など，単純CT検査で十分に評価できない場合には，造影CTを行うが，腎機能障害の程度やアレルギー歴に注意する。一方，ヨード系造影剤を用いることができない場合，MRI検査が上部尿路の形態学的検査として有用である。

## ●● 治　療

後述の尿路感染症によるものに対しては抗菌薬投与を行う。各種排尿障害を伴っている場合には症状に合わせ薬剤の投与を行うが，基本的に排出障害を有し，残尿が多い患者では$\alpha_1$受容体遮断薬（☞3章参照）を中心に投与し，残尿のコントロールを行う。凝血塊の排出が困難な患者で

は，尿閉，膀胱タンポナーデに陥ることがある。このような症例では，導尿を行い，尿閉を解除した上で膀胱洗浄を行う。血尿のコントロールが困難な場合には多孔性の尿道カテーテルにより生理食塩水で膀胱洗浄を行う（☞7章参照）。

## ② 尿路感染症

### ●● 概　要

　排尿障害による残尿過多の状況下では，十分な尿のドレナージが行えず，尿道口からの細菌などの侵入を受けた場合，容易に尿路感染症にかかりやすい。また，神経因性膀胱などで膀胱内留置カテーテルが設置されている場合，尿管狭窄などで尿管ステントなどの異物が挿入されている場合も容易に感染する。特に膀胱内留置カテーテル留置患者では1日に7％程度ずつ尿路感染症のリスクは上昇する。このことは，感染の疾患活動性は別としても，約2週間で膀胱を中心とした慢性的な尿路感染症が完成されることを意味する。日常診療で遭遇しやすい感染症としては，膀胱炎，急性腎盂腎炎，急性精巣炎，急性精巣上体炎，急性前立腺炎等がある。

### ●● 症　状

　膀胱炎の臨床症状には頻尿，排尿時痛，尿混濁，残尿感，膀胱部不快感などがあるが，一般的に発熱は認められない。もともと排出症状（前立腺肥大症，膀胱頸部硬化症，神経因性膀胱，骨盤臓器脱など）を有している患者では比較的膀胱炎に罹患しやすい。このように排出障害などを有している患者の膀胱炎は「複雑性膀胱炎」と言われ，基礎疾患のない患者での「単純性膀胱炎」とは別に定義され，再発や再燃をきたしやすい。また女性は男性より尿道長が短いことにより細菌の侵入を受けや

すく，膀胱炎に罹患しやすい。

　急性腎盂腎炎の場合には発熱および，患側の腰背部痛および叩打痛がみられる。また水腎症を併発していることもあり，嘔気や嘔吐などの腹膜刺激症状や，重症例では敗血症からショックに至るケースも稀ではない。

　排出障害を有しているもので，体外への尿の排出がうまくできないために尿が膀胱→尿管→腎臓へと逆流する膀胱尿管逆流症を有している患者では細菌の上行性感染により腎盂腎炎を発症する。

　急性精巣炎・精巣上体炎では陰囊内容の腫脹や，患部の発赤，強い疼痛がみられ，通常発熱もみられる。両側の精巣の発赤・腫大・疼痛などを訴える場合，ムンプスによる可能性も考慮する。若年者の場合は，性感染症の一連の症状として発症することもある。この場合，尿道分泌液を排膿していることがあり，各種培養検査やPCR検査に提出することが望ましい。

　急性前立腺炎では発熱，尿混濁，会陰部の違和感や疼痛などの症状がみられる。炎症による前立腺の腫大が尿道を圧排するため，前立腺肥大症と同様に排尿困難や頻尿などの症状がみられる。重症例では尿閉をきたすケースもある。

## ●●診　断

　腎盂腎炎や，精巣炎・精巣上体炎，急性前立腺炎など，実質臓器の急性期では発熱をきたし，採血においても白血球やCRPなどの炎症所見が上昇し，尿検査でも膿尿や細菌尿の所見を得られる。

　膀胱炎では基本的に尿検査のみで異常所見を呈する。基礎疾患のある患者に尿路感染症（複雑性膀胱炎）を疑った場合には，尿培養を提出し，薬剤感受性の確認を行う。また有熱性尿路感染症の場合には，血液培養を提出する。

　急性腎盂腎炎では尿路結石や水腎症を合併している患者も多く，超音波検査やCTなどの画像検査が有効である。また，採血では炎症所見だ

**表2 ▶ 急性精巣炎・精巣上体炎と鑑別が必要な疾患**

|  | 急性精巣炎・急性精巣上体炎 | 精巣捻転 | 精巣付属器捻転 | 精索静脈瘤 |
|---|---|---|---|---|
| 発症 | やや急激 | 急激 | 急激 | 緩徐 |
| 疼痛の程度 | 強い | とても強い | 中程度 | 軽い |
| 発熱 | あり | なし | なし | なし |
| 尿道分泌物 | 尿道炎の併発時にあり | なし | なし | なし |
| 触診所見 | 精巣や精巣上体の腫大と圧痛 | 圧痛 | 圧痛 | 精索の腫大 |
| ドップラーエコー | 血流の増多 | 血流低下・消失 | 変化なし | 怒責にて精索血流の増強 |
| プレーン徴候[*1] | なし | あり | なし | なし |
| バルサルバ徴候[*2] | なし | なし | なし | あり |

[*1]：陰囊を挙上すると，疼痛が増強する
[*2]：怒張した精索内の血管が腹圧により増強する

けではなく腎機能障害の有無を確認する必要がある。

急性精巣炎・精巣上体炎は膀胱，尿道，または前立腺の感染が射精管・精管を逆行性に伝播することで発症する。高齢者では前立腺肥大症や神経因性膀胱などの排尿障害や，留置カテーテル，その他経尿道的操作を契機に発生することも多い。若年者では，クラミジア感染症や性感染症などの一環として尿道炎とともに併発することがある。また，鑑別疾患の中では精巣捻転が特に重要で，緊急手術の適応となることから，少しでも疑われる所見があれば泌尿器科専門医へコンサルトする（表2）。

急性前立腺炎を診断する上では，採血で炎症所見，検尿で膿尿および細菌尿が確認されること，および直腸診で腫大した前立腺を触れることが重要な所見である。直腸診では圧痛を訴えるが，菌血症を誘発する可能性があるため，前立腺マッサージは行わない。

## ●● 治 療

治療の根幹をなすものは抗菌薬投与と必要に応じたドレナージである。
耐性菌の出現が懸念されることより，一般的に無症候性細菌尿に対しては抗菌薬治療の適応とはならず，発熱や排尿痛などの症状を有する急性増悪時にのみ抗菌薬治療を行うべきである。以降に下部尿路症状などを有した複雑性尿路感染症に対する治療方法を挙げる。

### 膀胱炎

排尿障害が原因である複雑性膀胱炎の原因菌は多岐にわたる。過去の頻回の抗菌薬治療により各種抗菌薬に耐性を示す菌が分離されることが多く，キノロン耐性菌，ESBL産生菌，メタロ-$\beta$-ラクタマーゼ産生菌，MRSAなどの存在に注意が必要である[2]（表3）。

### 急性腎盂腎炎

水腎症や膿瘍形成のある場合には，尿管ステントなどを挿入し，外科的ドレナージが優先される。またドレナージと同様に抗菌薬による治療も並行して行う。表4に複雑性腎盂腎炎における抗菌薬投与例を示す[2]。

**表3 ▶ 複雑性膀胱炎に対する抗菌薬**

| 薬剤名 | 投与量 | 投与回数 | 投与日数 |
| --- | --- | --- | --- |
| LVFX（レボフロキサシン）経口 | 1回500mg | 1日1回 | 7〜14日 |
| CPFX（シプロフロキサシン）経口 | 1回200mg | 1日2〜3回 | 7〜14日 |
| TFLX（トスフロキサシン）経口 | 1回150mg | 1日2回 | 7〜14日 |
| STFX（シタフロキサシン）経口 | 1回100mg | 1日1回 | 7〜14日 |
| CVA/AMPC（クラブラン酸/アモキシシリン）経口 | 1回125/250mg | 1日3回 | 7〜14日 |
| SBTPC（スルタミシリン）経口 | 1回375mg | 1日3回 | 7〜14日 |

（文献2をもとに作成）

### 表4 ▶ 複雑性腎盂腎炎における抗菌薬

| 薬剤名 | 投与量 | 投与回数 | 投与日数 |
|---|---|---|---|
| 軽症〜中等症の場合 | | | |
| LVFX（レボフロキサシン）経口 | 1回500mg | 1日1回 | 7〜14日 |
| CPFX（シプロフロキサシン）経口 | 1回200mg | 1日3回 | 7〜14日 |
| TFLX（トスフロキサシン）経口 | 1回150mg | 1日3回 | 7〜14日 |
| STFX（シタフロキサシン）経口 | 1回100mg | 1日2回 | 7〜14日 |
| 重症の場合 | | | |
| CAZ（セフタジジム）点滴静注 | 1回1g | 1日3回 | 7日 |
| CTRX（セフトリアキソン）点滴静注 | 1回1〜2g | 1日1〜2回 | 7日 |
| TAZ/PIPC（タゾバクタム/ピペラシリン）点滴静注 | 1回4.5mg | 1日3回 | 7日 |

（文献2をもとに作成）

　複雑性尿路感染症の患者では多剤耐性菌が検出される可能性も大きいため，empiric therapyにはまず広域抗菌薬を選択する。治療開始後3日目を目安に初期治療の効果を判定し，尿や血液培養の結果が判明した時点で適切な薬剤に切り替える。治療効果が認められる場合でも薬剤感受性試験の結果に基づいて，より狭域な抗菌薬にde-escalationすることが望ましい。解熱など症状寛解後24時間を目処に経口抗菌薬に変更し，合計で14日間程度投与する。尿路結石を伴う腎盂腎炎，尿路原性敗血症，敗血性ショックなど，より重篤な腎盂腎炎患者では2種類以上の抗菌薬による併用療法を行うことも推奨される。

#### 急性精巣炎，精巣上体炎

　基本的には抗菌薬で十分である[2]（表5）。しかし，一部の症例では膿瘍を形成することもあり，その場合は外科的切除（精巣摘除術）やドレナージが必要となる。

**表5 ▶ 急性精巣炎や精巣上体炎に対する抗菌薬**

| 薬剤名 | 投与量 | 投与回数 | 投与日数 |
|---|---|---|---|
| 軽症～中等症の場合 | | | |
| LVFX（レボフロキサシン）経口 | 1回500mg | 1日1回 | 14日 |
| CPFX（シプロフロキサシン）経口 | 1回200mg | 1日3回 | 14日 |
| TFLX（トスフロキサシン）経口 | 1回150mg | 1日3回 | 14日 |
| STFX（シタフロキサシン）経口 | 1回100mg | 1日2回 | 14日 |
| 重症の場合 | | | |
| CTRX（セフトリアキソン）点滴静注 | 1回1～2g | 1日1～2回 | 3～7日 |
| CZOP（セフォゾプラン）点滴静注 | 1回1g | 1日2～3回 | 3～7日 |

（文献2をもとに作成）

### 急性前立腺炎

　排尿困難や，尿閉に至るケースもあるため，抗菌薬投与[2]（**表6**）とともに，ドレナージ目的に自己導尿や，一時的に膀胱内に留置カテーテルを設置する場合がある。

　empiric therapyでは原則として注射剤による治療が行われる。第2・3世代セフェム系薬，β-ラクタマーゼ阻害薬配合ペニシリン系薬，キノロン系薬が主に用いられる。抗菌薬治療開始3日後を目安にempiric therapyの効果を判定し，培養結果に準じ抗菌薬を切り替える。状態が安定した後内服の抗菌薬へ変更する。重症化例では，全体の治療期間は14～28日である。

### 注意点

　前立腺炎の急性期ではPSAが上昇しているため，前立腺癌のスクリーニング目的にPSAの測定は行わない。状態が落ち着いたあとで，PSAを測定する。複雑性尿路感染症ではベースに排出障害などに関する基礎疾患を有している場合が多いため，感染のコントロールが落ち着いたのちに基礎疾患に関する精査や治療を必ず行い，感染再発の予防に努める。

**表6 ▶ 急性前立腺炎に対する抗菌薬**

| 薬剤名 | 投与量 | 投与回数 | 投与日数 |
| --- | --- | --- | --- |
| 軽症～中等症の場合 | | | |
| LVFX（レボフロキサシン）経口 | 1回500mg | 1日1回 | 14日 |
| CPFX（シプロフロキサシン）経口 | 1回200mg | 1日3回 | 14日 |
| TFLX（トスフロキサシン）経口 | 1回150mg | 1日3回 | 14日 |
| STFX（シタフロキサシン）経口 | 1回100mg | 1日2回 | 14日 |
| 重症の場合 | | | |
| CTM（セフォチアム）点滴静注 | 1回1g | 1日2～4回 | 3～7日 |
| CAZ（セフタジジム）点滴静注 | 1回1g | 1日2～4回 | 3～7日 |
| FMOX（フロモキセフ）点滴静注 | 1回1g | 1日2～4回 | 3～7日 |

（文献2をもとに作成）

## 3 膀胱結石

### 概　要

　膀胱結石は腎や尿管などの上部尿路から発生し膀胱内で成長したものと，膀胱内で発生したものにわけられる。膀胱結石の多くは残尿過多を誘発するような疾患（前立腺肥大症，神経因性膀胱など）や尿路感染症や長期間にわたる膀胱内留置カテーテルが原因である（表7）。結石の治療とともに，結石の発生の原因となる下部尿路障害の治療を行うことが重要である。

**表7 ▶ 膀胱結石の主な原因**

- 残尿過多（前立腺肥大症，尿道狭窄，膀胱頸部硬化症，神経因性膀胱など）
- 体動困難
- 長期的な膀胱内留置カテーテル
- 膀胱内への異物混入（カテーテル留置の際の陰毛や，繊維成分など）

●● 症　状

　膀胱結石が膀胱粘膜を刺激することで，頻尿や尿失禁さらには血尿を誘発する。膀胱結石が排石の途中で尿道に嵌頓すると尿閉に至る。

　膀胱結石は感染結石が多いため，急性前立腺炎や，上行性感染により腎盂腎炎等の有熱性尿路感染症の原因となることがある。膀胱内留置カテーテルが設置されている患者ではカテーテルの閉塞や，結石によるカフ破損などにより，自然抜去することもある。

●● 診　断

　超音波検査や，全尿路単純X線写真（kidney ureter bladder：KUB），CT，膀胱鏡などで診断は比較的容易である（図1）。

●● 治　療

　結石の大きさと数によって治療方法が異なる。1cm程度までの小さな結石の場合，自力排尿が可能な患者では結石の排出も可能なことが比較的多い。

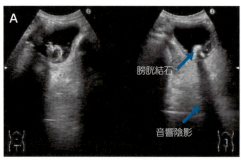 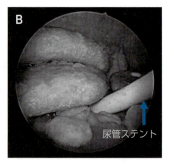

**図1 ▶ 膀胱結石（81歳，女性）**
神経因性膀胱で長期間バルーンカテーテルが留置されていた
A：超音波検査。音響陰影を伴う約1cmの膀胱結石を疑う所見あり
B：膀胱鏡。膀胱内に複数の結石を認める。本患者は尿管結石も併発しており，右腎には尿管ステントが挿入されている

自排石ができない場合，結石が比較的小さく数個以内の場合は，内視鏡を尿道から膀胱に入れ，結石を細かく砕いて体外へ取り出す（経尿道的膀胱砕石術）。経尿道的膀胱砕石術で用いられる破砕機器には，電気水圧，レーザー，超音波などがある。結石のサイズが大きい，内視鏡による破砕ができない，結石の数が多いなどという場合には，下腹部より膀胱を切開して結石を摘出（膀胱切石術）することもあるが，最近では比較的大きな結石も前述の方法で砕石・摘出できるようになったので，開腹による治療の頻度は減ってきている。

　膀胱結石ができやすい患者では膀胱憩室，前立腺肥大症，膀胱頸部硬化症など排出症状の原因や結果となるような，器質的な異常が合併していることが多い。特に薬剤抵抗性の下部尿路症状がある場合や，下部尿路に非代償性の解剖学的変化（膀胱憩室，前立腺肥大症，膀胱頸部硬化症，尿道狭窄など）がある場合，結石の治療とともに，これらの疾患も外科的に解決する必要がある。

## ●● 対　策

　膀胱結石は尿路感染と密接な関連がある。膀胱内留置カテーテルは感染の温床になるため，結石を形成しやすい。やむをえずカテーテルを留置する場合も，患者の全身状態が改善次第，速やかにカテーテルを抜去することが望ましい。また，留置カテーテルが経過中，閉塞しやすい場合にはカテーテルの交換間隔の短縮や，適度な水分摂取量の維持を行う。また，カテーテル交換時や導尿時に陰毛などの異物を巻きこまないこと，留置カテーテルを抜去する際，カテーテルやバルーンの破損（膀胱内に遺残）がないことを確認する。神経因性膀胱などの患者では容易にカテーテルを留置するのではなく，間欠的自己導尿を説明の上，本人，家族が安心して施行できる体制を整える。

## 4　腎機能障害（腎後性腎不全）

### 概　要

　慢性的な排尿障害は腎機能障害，特に腎後性腎不全の原因となりうる。

　腎後性腎不全は腎から排出された尿が膀胱より排泄されないこと，つまり腎以降の臓器や器官で尿の停滞が起こるため，水腎症を呈するものである。水腎症によって腎盂内圧が上昇し，尿が産生されなくなると腎機能が低下し，体液の恒常性を保つことが困難となる。

　腎後性腎不全の原因には，①尿管などの上部尿路の閉塞，②膀胱機能の異常，③前立腺，尿道などの下部尿路の閉塞がある。排尿障害が原因の腎後性腎不全では，上記の②と③が問題となる。早期に発見できれば各種画像検査などを用い評価した上で，適切な処置を追加することにより速やかに腎機能の回復をみる症例も多い。

### 症　状

　腎不全による特徴的な症状は他の成書にゆずるが，腎後性腎不全に特徴的な症状として，水腎症により腎臓内圧が上昇し，腎臓の被膜が伸展することによって腰背部〜側腹部痛が起こる。また，腫大した水腎症が腹膜を刺激することで嘔気や嘔吐を誘発する。また，各種排尿障害を合併し，頻尿，尿失禁，排尿困難，尿閉などを呈する。しかし，慢性な経過をたどることもあり，末期までは排尿症状を自覚しないケースもある。

### 原　因

　腎後性腎不全の原因は先述のように，①上部尿路の閉塞，②膀胱機能の異常，③下部尿路の閉塞があるが，排尿障害による腎後性腎不全の発症には膀胱，前立腺，尿道といった下部尿路の機能的あるいは器質的な異常が大きく関与する。つまり下部尿路障害による腎後性腎不全の場

**表8 ▶ 腎後性腎不全の原因**

| ①上部尿路の閉塞 | 腎・尿管結石，腎尿管移行部狭窄症，腎盂腫瘍，尿管腫瘍など |
|---|---|
| ②膀胱機能の異常 | 神経因性膀胱，骨盤部の放射線療法など |
| ③下部尿路の閉塞 | 前立腺肥大症，前立腺癌，尿道結石，骨盤臓器脱など |

合，排尿困難，頻尿，尿失禁など様々な排尿症状を呈していることが多く，鑑別すべき疾患も表8のように多岐にわたる。また男性では前立腺肥大症や前立腺癌，女性では重度の骨盤臓器脱の症例において下部尿路閉塞をきたすため注意が必要である。

　骨盤内臓器の術後補助療法として放射線療法などを行うと，膀胱容量の低下，コンプライアンス（膀胱の膨らみやすさ）の低下により容易に膀胱内圧が上昇する。膀胱内圧の過剰な上昇が原因で膀胱尿管逆流症をきたし，腎機能障害を誘発させる。

## 診　断

　腎後性腎不全は，血液検査では尿素窒素やクレアチニン値の上昇を認めることが多いが，尿検査所見ではほぼ異常所見がないのが特徴である。

　超音波検査は侵襲もなく非常に有用な検査である。腎後性腎不全の患者では水腎症がほぼ必発であるが，排尿障害が原因の場合は，両側の水腎症を呈することも多い。よって，超音波検査では水腎症の有無と，残尿の確認を行うことが基本である。

　また，上部尿路の閉塞による腎機能障害の可能性もあるため，CT検査を行い，尿路結石や腫瘍性病変などを鑑別する。血尿がある場合には尿細胞診も提出する。造影CTに関しては腎機能障害が強い場合には行わず，各種治療により腎機能の改善が認められた後，施行の是非を検討する。

　（排尿時）膀胱（尿道）造影は腎機能障害の有無によらず施行可能で，

低コンプライアンス膀胱の患者などで，膀胱尿管逆流が疑われる場合に施行する。

男性の場合には，前立腺疾患による下部尿路閉塞の可能性もあり，直腸診を行うことと，PSAを測定し前立腺癌のスクリーニングを行う必要がある。女性では，骨盤臓器脱が重度の場合，脱出した膀胱や子宮頸部が尿道を圧排・閉塞することで排尿困難から尿閉に至る症例もあるため，疑われる場合には陰部の視診や内診を行う。

## 治 療

排尿障害が原因の腎後性腎不全では残尿過多や尿閉をきたしている症例が多いため，まず尿のドレナージを行う。この場合，重篤な腎機能障害症例も多いため，一時的に膀胱内に留置カテーテルを設置することが多い。前立腺肥大症や前立腺癌，尿道狭窄などで経尿道的な操作が困難な場合には膀胱瘻を造設する。これらの処置で対処可能なことが多いが，著明な前立腺肥大症，前立腺癌や重度の骨盤臓器脱症例では，下部尿管を閉塞させたり，位置異常により屈曲させることもあるため，尿管ステントを留置したり，腎瘻を造設する場合もある。

このような応急処置を行い，全身状態および腎機能，水腎症の軽快後に，排尿機能に関連する検査（尿流動態検査，膀胱造影検査など）を追加し，内服加療で治療可能であれば，排出障害に関しては$\alpha_1$受容体遮断薬などを中心とした治療を，蓄尿障害に関しては$\beta_3$受容体刺激薬や抗コリン薬を開始する。治療開始後も定期的に残尿測定と水腎症の出現がないことを確認する。また，内科的加療に抵抗を示す前立腺肥大症や骨盤臓器脱，尿道狭窄など内服加療で軽快する可能性が低い疾患の場合には手術も検討する。

残尿が多い患者で，全身状態が不良で手術に耐えられない，同意が得られないなどの理由で手術療法が選択できない場合には，清潔間欠的自己導尿を導入する。安易な持続的カテーテル留置は避けるべきである。

● 文献

1) Copley JB:Isolated asymptomatic hematuria in the adult. Am J Med Sci. 1986;291(1):101-11.
2) 一般社団法人日本感染症学会, 公益社団法人日本化学療法学会, JAID/JSC感染症治療ガイド・ガイドライン作成委員会, 尿路感染症・男性性器感染症ワーキンググループ:JAID/JSC感染症治療ガイドライン2015—尿路感染症・男性性器感染症—. 日化療会誌. 2016;64(1):1-30.

# 7章 一般診療医に知っておいてほしい泌尿器科的応急処置

# 7章 一般診療医に知っておいてほしい泌尿器科的応急処置

## 1 導尿・膀胱カテーテル留置

### ●● 適 応

　排尿障害をきたすような疾患や，全身状態不良，薬剤，飲酒など様々な理由により尿排出がうまくできず，残尿が著明な状態や尿閉に陥った場合に適応となる。カテーテルの持続的留置は，①緊急時や周術期で厳密な尿量測定が必要な場合，②全身状態が不安定で絶対安静が必要な場合，③膀胱の萎縮など重度の蓄尿障害がある場合に限られる。また，やむなくカテーテルを留置した場合も，患者の状態が落ち着けば速やかに抜去する。カテーテル抜去後に自排尿の再獲得が不十分で残尿過多の状態の遷延や尿閉が継続する場合には，薬剤などを使用するとともに清潔間欠的自己導尿を早期より導入する。

### ●● 使用するカテーテル

#### 導 尿

　通常，成人ではFr 10〜12（3.3〜4.0mm）の太さのネラトンカテーテルが使用される。男性と女性は尿道の長さが違うために，成人男性では28〜33cm程度，女性では15cm程度の長さのカテーテルを使用する。乳幼児ではFr 6〜8（2.0〜2.7mm）を，小児ではFr 8〜10（2.7〜3.3mm）の太さのカテーテルを用いる。

### カテーテル留置

カテーテル先端付近のカフと言われるバルーン状の構造物を膨らませることで膀胱内にカテーテルを設置・固定できる。通常，カテーテルの構造は，①尿のドレナージを行うための孔，②カフを膨らませる目的で蒸留水を注入するための孔，の2孔式で，2wayカテーテルと呼ばれる。血尿や膀胱内の混濁が強い場合には持続的に洗浄（灌流）を行うこともあり，輸液セットなどを介して生理食塩水を注入できるように内腔が追加されたもの（3wayカテーテル）など，用途によって使い分ける（図1）。

また，カテーテル先端の構造の違いでも使用目的が若干異なる。通常は先端が丸く，その付近に側孔がついているラウンド型であるが，尿道狭窄や前立腺の腫大が強い場合には，ガイドワイヤーを併用しながらカテーテルを挿入できる先穴タイプのカテーテルが非常に有用である。さらにカテーテル先端がやや上方に屈曲し，先端のコシが強い構造を持つチーマン型のカテーテルなどがある（図2）。

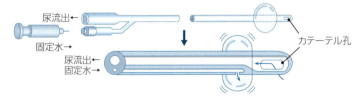

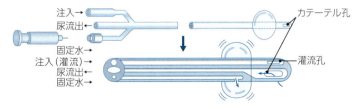

**図1 ▶ カテーテルの構造**

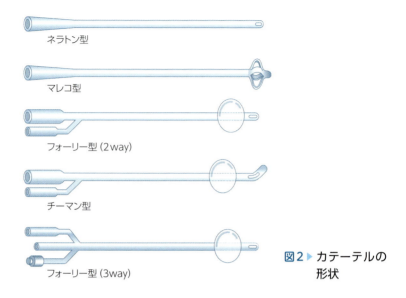

図2 ▶ カテーテルの形状

　カテーテルの材質に関しても種々のものがある（表1）。天然ゴム，熱可塑性エラストマー，シリコンなどがあるが，長期留置における粘膜刺激，結石予防，感染予防などの目的で，シャフト部のカテーテル内面や尿道接着面にシリコンコーティング，親水性コーティング，抗菌作用のある銀と親水性のポリエーテルウレタンをコーティングしたシルバー親水性コーティングなど，種々の加工が行われている。

　カテーテルの持続留置が必要な場合には，基本的にいずれのカテーテルも2〜4週間程度で交換する。

## 挿入方法

### 男性におけるカテーテル挿入方法（図3）

#### ①カテーテルの挿入

　外尿道口とその周囲をイソジンなどで消毒後，陰茎シャフト部をしっかり把持する。スムーズにカテーテルを挿入するために，リドカインゼリー（キシロカイン®ゼリー）を十分にカテーテルに塗布する。

表1 ▶ カテーテルの材質

| 天然ラテックスゴム | 天然ゴム100% | ラテックスアレルギーに注意 |
|---|---|---|
| シリコンコーティング | 天然ラテックスにシリコンをコーティング | |
| 親水性コーティング | 天然ラテックスに親水性素材をコーティングしたもの | 親水性コーティングにより尿道の摩擦減 |
| 銀コーティング | 天然ラテックスに銀をコーティング，さらに親水性コーティングもあり | 感染に強いが高価 |
| 熱可塑性エラストマー | プラスチック製 | 適度なコシと柔軟性，伸縮性を確保 |
| オールシリコン | シリコンゴム100% | 生体適合性に優れる。ラテックス製より内腔が広く，閉塞が少ない |

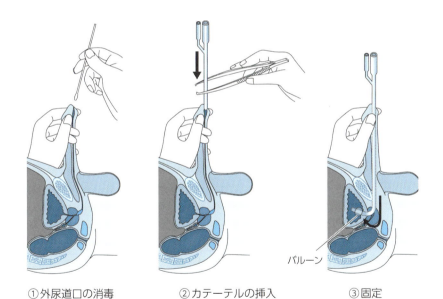

①外尿道口の消毒　　②カテーテルの挿入　　③固定

図3 ▶ 男性カテーテル留置方法
①イソジンなどを使用し外尿道口を十分消毒する
②陰茎シャフトをしっかり引き上げ，鑷子を用いて，カテーテルを挿入する
③カテーテルが膀胱内に挿入されていることを，尿が排出されることで確認したのちに蒸留水を注入し，カフを膨らませカテーテルを固定する

陰茎が足側に向いていると，尿道は振子部で鋭角に屈曲するので，挿入時には陰茎をやや頭側方向に十分に牽引して挿入する。この操作により，振子部尿道がまっすぐになり，カテーテルがスムーズに挿入され，また尿道損傷も起こりにくい。

　さらにカテーテルを進めると，外尿道括約筋および前立腺で抵抗を感じ，また患者も痛みあるいは不快感を訴えることがあるので，慎重にゆっくりとカテーテルを進める。カテーテルの挿入は決して乱暴に行わず，ゆっくり行う。

②カテーテルの固定

　導尿の場合はカテーテル先端が膀胱内に到達すれば，尿が排出されるので，下腹部を軽く圧迫し，カテーテルを適度に出し入れし，尿を完全にドレナージする。カテーテル留置の場合には，カテーテルから尿が出てきた時点ではバルーンを膨らませない。カテーテルの先端が膀胱内に到達していても，バルーン部はまだ尿道内にあるため，ここでバルーンを膨らませると尿道損傷を引き起こしてしまう。いったんカテーテルのシャフト部が尿道内に完全に挿入される位置までカテーテルを挿入した上で，バルーンを膨らませる。バルーンを膨らませるには，蒸留水を注射器に吸引し，所定の場所より注入する。バルーンを膨らませてから，バルーンが膀胱頸部に引っかかって止まるまでカテーテルをゆっくり引き抜き，膀胱内に固定されていることを確認の上，カテーテル留置操作を終了する。

### 女性におけるカテーテル挿入方法

　女性の尿道は外尿道口から膀胱まで3～4cmと短く，男性と違い屈曲もないため，外尿道口の位置さえ確認できれば挿入は容易である。カテーテルの中ほどまで外尿道口から挿入後，バルーンを膨らませる。しばしば尿道開口部や腟が萎縮し，外尿道口が腟前壁寄りに移動し，確認しにくい例もある。このように外尿道口がわかりにくい場合は，十分な開脚位

をとった体位とし，陰唇をしっかり開いた状態で試みることや，チーマンカテーテルを使用するなどするとよい。

### カテーテル留置が困難な場合

特に男性でカテーテル留置が困難な場合には，リドカインゼリーなどの潤滑剤をカテーテルだけでなく，尿道内にも注入する。10〜20ccのシリンジにリドカインゼリーを充填し，尿道内に十分注入する。陰茎をしっかり把持した上でカテーテルを挿入する。それでも挿入困難な場合には，上級医や泌尿器科専門医へコンサルトする。安易にカテーテルのサイズや形態を変えると尿道損傷のリスクが上昇することもあり注意すべきである。

## カテーテルの固定と管理

以下のことに気をつけて行う。
① カテーテルと集尿袋は閉鎖式回路を用い，カテーテルからの細菌の侵入を避ける。
② 集尿袋は膀胱部より上には上げない。上げると排出した尿が膀胱内に逆流し，感染のもとになる。
③ 集尿袋は，地面や床からの感染を防止するため，地面や床につけない。
④ カテーテルの固定は，女性の場合は大腿に，男性の場合には下腹部へ陰茎を頭側にした状態で行う。長期留置に至る場合，陰茎を足側にした状態で固定すると，尿道振子部が鋭角に屈曲した状態となり，尿道皮膚瘻を形成しやすくなるためである。
⑤ 膀胱洗浄は感染予防には無効で，かえって尿路感染の機会を増やすため，原則としてカテーテル交換時以外は不要である。
⑥ カテーテルの交換は，カテーテルの種類にもよるが，2〜4週間ごとに行う。

## 2 膀胱洗浄

### 適応

　以前は膀胱洗浄が尿路感染の予防になると考えられ，日常的に行われていた。しかし，最近では膀胱洗浄がかえって尿路感染のリスクになるとされ，以下の場合を除いて，ルーチンには行わない。
　①カテーテル交換時に膀胱内を洗浄することで，正しく膀胱内にカテーテルが留置できたことを確認する場合
　②浮遊物や血尿による凝血塊でカテーテルが閉塞する（膀胱タンポナーデなど）場合，あるいはその可能性が高いと考えられる場合

### 手技の手順

①カテーテルの挿入
　まず，膀胱内にカテーテルを挿入する。挿入に際しては，前述のカテーテル挿入に関する記述を参考にしながら，愛護的に行う。通常の導尿用のカテーテルでは細く十分な洗浄ができないため，混濁や血尿の程度に合わせ，Fr 18〜24程度のカテーテルを用いる。血尿が重度で凝血塊が多い場合には，多孔式のカテーテルを使用する（図4）[1]。経尿道的手術後の患者では，創部の治癒が十分でない，尿道狭窄の可能性などがあり，

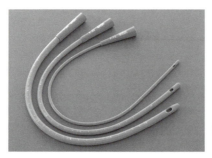

図4 ▶ 多孔式カテーテル
（文献1より転載）

リドカインゼリーによる浸潤麻酔を十分に効かせる。それでも痛みが強い場合には，鎮痛薬の併用も考慮する。

　カテーテル挿入後，まず貯留していた尿を排出させる。浮遊物や凝血塊が極度に多い場合には，カテーテルを挿入しても尿が排出されないことがある。このようなときはエコーでカテーテルの先端が膀胱内にあることを確認するとよい。

②膀胱洗浄

　50mLのカテーテルチップ（あるいは浣腸器），生理食塩水，滅菌カップ，洗浄物を廃棄する容器を用意する。カテーテルチップを用いて生理食塩水を膀胱内に注入し，回収する。これを繰り返す。カテーテルや浣腸器の先端が不潔になると尿路感染のリスクが上昇するため，無菌操作を心がける。

③膀胱洗浄時の工夫

　混濁や血尿がクリアになるまで，カテーテルの先端を適度に出し入れしながら，膀胱内を満遍なく洗浄する。もともとバルーンカテーテルが入っている患者でも，膀胱洗浄がうまくできない場合にはカテーテルを抜去の上，交換し挿入しなおす。また膀胱留置カテーテルのカフより手前の膀胱頸部では洗浄がうまくいかないことがあるため，カフを抜くことで，膀胱頸部などの洗浄効率が上がることがある。

④処置の終了

　十分に洗浄したあとは，必要に応じてカテーテルは抜去するか，集尿袋に連結させる。

## ●● 注意点

以下のような注意点が挙げられる。
①浮遊物や血尿などでカテーテルが閉塞した患者の場合，洗浄を十分に行っていないと再度閉塞してしまうことがあるため，十分な洗浄を心がける。

②閉塞が起こりやすい患者ではその予防のために飲水を励行し，浮遊物や血尿のドレナージを促す。また血尿が強い場合には膀胱灌流の適応や止血剤の投与を検討すること，麻酔下に止血術を考慮する場合もある。
③膀胱洗浄は応急処置であり，混濁や血尿の原因の精査を同時に行う。
④膀胱洗浄を行うことによって細菌などを膀胱内に侵入させないよう，常に無菌操作を心がける。
⑤特に血尿が強い場合には2wayカテーテルでは十分な洗浄ができないこともある。このような場合には，先穴タイプのカテーテルを用い膀胱洗浄を行ったあと，3wayカテーテルを挿入し，膀胱の持続灌流に備える。
⑥膀胱洗浄を行わなければならない患者は，下部尿路に何らかのトラブル（手術の既往，感染，腫瘍，そのほか器質的異常）を有していることが多い。カテーテル挿入が困難な場合や洗浄を繰り返しても症状が治まらない場合には上級医や泌尿器科専門医にコンサルトする。

## ●● 膀胱持続灌流（図5）[2]

　膀胱洗浄を行い，一時的に凝血塊を取り除いて血尿が軽快しても，再度血尿の悪化から膀胱タンポナーデ状態に陥り，カテーテルが閉塞する場合がある。そのような場合には，再度洗浄を行った上で3wayカテーテルを留置し，生理食塩水を持続的に膀胱内に灌流することにより洗浄を行うこともある。持続灌流を行っても血尿の軽快がない場合には，麻酔下に止血術を考慮する。

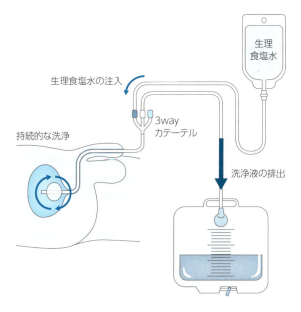

**図5 ▶ 膀胱持続灌流**　　　　　　（文献2をもとに作成）

## 3 腎瘻造設術

### ●● 適　応

　腎瘻は，尿管の狭窄や腫瘍性病変などで水腎症をきたすことや，巨大な腎結石などで経皮的アプローチが必要な場合などに設置される。腎臓は血流豊富な臓器のため，その解剖に習熟しておく必要があり，泌尿器科専門医により造設されるべきである。

### ●● 腎臓の解剖

#### 腎臓の周囲

　右腎はその腹側で副腎，肝臓，十二指腸，上行・横行結腸に接している。左腎は副腎，脾臓と接している。また両腎とも上方は肋骨および横

隔膜でおおわれており，腎瘻造設の際には，以上のような構造的特徴に留意し処置を行う．

### 腎臓の内部（図6）

腎臓の血管構造は複雑で非常に血流豊富である．腎動脈はその末梢で分岐を繰り返し小葉間動脈になるが，小葉間動脈は腎錐体部分で貫通していない場所がある．その場所から腎錐体へ穿刺針を通過させ瘻孔を形成させる．正しい場所から穿刺しないと大出血をきたすことがある．

## ●● 穿刺方法

最近では，腎瘻造設（図7）に関するキット製品も発売されている（図8）[3]．
### ①体位
腎臓は後腹膜臓器であり，通常は腹臥位で行う．全身状態が思わしくなく腹臥位がとれない場合は側臥位で行うこともある．
### ②穿刺部位
後腋窩線上を基本とし，12肋骨先端の外側をターゲットに部位を選定する．最終的には超音波を用い，肋骨や横隔膜，他臓器の損傷のリスクを抑えるべく，中腎杯や下腎杯を第一選択として穿刺ラインを決定する．

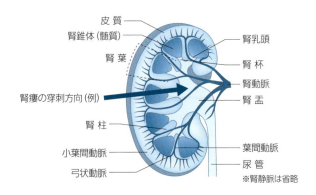

**図6▶ 腎臓内部の構造**

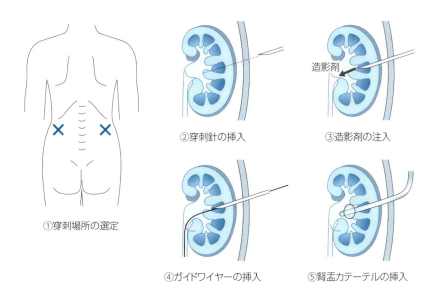

#### 図7 ▶ 腎瘻造設術
①基本的に，患者を腹臥位にし，超音波を用いて後腋窩線上で，穿刺しやすい部分にマーキングする
②エコーガイド下に穿刺針を腎盂内に挿入する
③確実な穿刺後に造影剤を注入し，適切な場所に穿刺できたことを確認する
④ガイドワイヤーを挿入後，ダイレーターを使用し十分なトラクトを作成する
⑤トラクトを十分に拡張後，腎盂バルーンカテーテルを挿入しカフを固定する

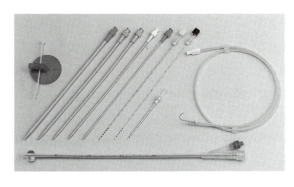

#### 図8 ▶ 腎瘻キット製品
(文献3より転載)

### ③穿刺

　超音波およびX線透視装置を使用し，局所麻酔下に穿刺を行う。穿刺にあたっては患者に息止めを行ってもらい，一時的に腎の呼吸性移動を

停止させた状態で，手早く，そしてぶれなく正しい方向で適切な深さの穿刺が要求される。

④腎盂内の造影

　正しく穿刺されたか確認するために造影剤を用い腎盂を観察し，問題なければ穿刺針の中にガイドワイヤーを通し，腎盂から可能であれば尿管内へワイヤーを誘導する。

⑤瘻孔形成

　ガイドワイヤーを用い，筋膜ダイレーターで皮膚・筋膜・腎臓を拡張させる。最終的に挿入するカテーテルサイズより1サイズ大きく拡張しておく。抵抗なくスムーズな拡張を行うためにガイドワイヤーを直線化させるようにする。拡張時にガイドワイヤーが抜けないこと，適度な深さまで拡張させることが重要である。

⑥カテーテルの挿入

　ダイレーターで拡張後，ガイドワイヤーを残した上で，腎盂バルーンを挿入する。

⑦カテーテルの固定

　腎盂造影を行い，腎盂内の適切な深さまでカテーテルが挿入されていることを確認する。蒸留水によるカフ固定は3cc程度でよい。腎瘻造設時はトラクトが安定しないため，抜去予防のために皮膚にカテーテルを固定しておく。

## 腎瘻の管理

### カテーテル交換

　通常は1カ月で交換を行う。初回の交換はトラクトの形成がうまくいっていない症例もあるため，X線透視下にてガイドワイヤー補助下に行ったほうが安全である。

### カテーテルトラブル

カテーテルが自然抜去した場合のほかに，腎瘻から尿の排出がない，カテーテル脇から尿の漏れがあるといった場合には，カテーテルが抜けかけていることや，腎盂内に適切に留置されていないことがある。このようなときには直ちに報告してもらい，再留置を行う。このときも腎瘻造設初期ではX線透視下で行うほうが良い。特に自然抜去している場合には緊急の処置が必要である。トラクトの閉塞は数時間で起きるため，閉塞が強度の場合には再度腎瘻を造設しなくてはならない。患者に日常生活においても腎盂カテーテル目盛りを参考に挿入の深さを確認してもらうように指導しておく。

### 身体障害者手帳

腎瘻が永久的なものであれば，「高度の排尿機能障害」に該当し，診断書を作成の上，身体障害者認定基準の4級相当の助成が受けられる。

## 4 膀胱瘻造設術

### ●● 適 応

重度の尿道狭窄や損傷，結石の尿道への嵌頓など経尿道的なカテーテル留置が困難な尿閉状態の場合に行われる。

### ●● 穿刺方法（図9）

①体位

仰臥位で行う。

②穿刺点の選定

下腹部正中で恥骨結合より約2横指上方を穿刺の候補ポイントとす

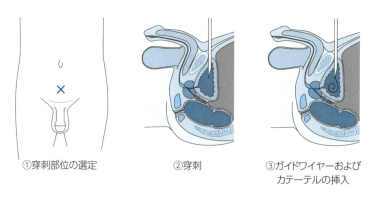

①穿刺部位の選定　　　②穿刺　　　③ガイドワイヤーおよび
　　　　　　　　　　　　　　　　　　カテーテルの挿入

**図9 ▶ 膀胱瘻造設術**
①患者を仰臥位にし，エコーガイド下に穿刺ラインを選定する。目安は恥骨結合の2横指上の部分で，腹腔内への誤穿刺が避けられる部分である
②エコーガイド下に垂直に穿刺する。穿刺針の先端をエコーで確認しながら穿刺する
③膀胱内へ穿刺したことを造影で確認。ガイドワイヤーを通し，ダイレータでトラクトを拡張したあとに膀胱瘻カテーテルを留置する

る。尿がしっかり膀胱内に貯留していることをエコーで確認する。十分すぎるほど膀胱内に尿が貯留しているほうが臓器損傷や誤穿刺を防ぐためには良い。

### ③穿刺

穿刺が上方にずれると腹腔穿刺となり腸管損傷のリスクがあり，また下方に傾いて穿刺すると膀胱前面（腹側）のレチウス腔（後恥骨腔）への穿刺となり正しく膀胱穿刺できない可能性もあるため，穿刺ラインをエコーで確認の上，局所麻酔下に垂直に穿刺する。

### ④膀胱内の造影

穿刺針が膀胱内にしっかり挿入されたことをエコーで確認した上で，膀胱造影を行う。穿刺針はしっかり固定し，抜けないように注意する。

### ⑤瘻孔形成

前述の腎瘻造設と同様にガイドワイヤーを用い，筋膜ダイレーターを用い，最終的に挿入するカテーテルサイズより1サイズ大きく，膀胱内まで拡張しておく。拡張時にガイドワイヤーが抜けないようしっかりガ

イドワイヤーを把持する。

⑥ カテーテルの挿入

　前述の腎瘻造設と同様，ダイレーターで拡張後，ガイドワイヤーを残した上で，膀胱瘻バルーンカテーテルを挿入する。

⑦ カテーテルの固定

　膀胱造影を行い，膀胱内の適切な深さまでカテーテルが挿入されていることをX線透視や膀胱洗浄を行い確認する。膀胱瘻造設時はトラクトが安定しないため，抜去予防のために皮膚にカテーテルを固定しておく。

### 膀胱瘻の管理

　定期交換は通常月に1回程度でよく，初回交換はX線透視を用いて行う。腎瘻と同様にカテーテルの自然抜去があった場合，早期に瘻孔は閉鎖してしまうこともあるため，直ちにX線透視などを用いて再留置を試みる。膀胱瘻に関しても永久的なものであれば腎瘻と同様に身体障害者認定基準の4級相当の助成が受けられる。

## 5 尿管ステント留置術

### 適　応

　結石や腫瘍など上部尿路に閉塞性疾患を有するもので，疼痛や感染，腎機能障害をきたしている状態の患者が主に適応になる。尿路の閉塞によってできた水腎症を解除することで腎盂内圧を下げ，ドレナージを行い諸症状の改善を図る。処置は通常，経尿道的に行われるが（図10）[4]，尿管の閉塞や蛇行が強く，逆行性操作が困難な場合は腎瘻などの処置に移行する[5]（図11）。

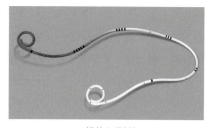
一般的な形状

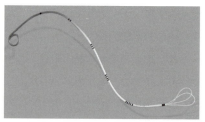
刺激に対し工夫された形状（ループ型）

© 2019 Boston Scientific Corporation. All rights reserved.

**図10 ▶ 尿管カテーテル**
青（色の濃いほう）：腎臓側，白：膀胱側　　　　　　　　　　　　　　　　（文献4より転載）

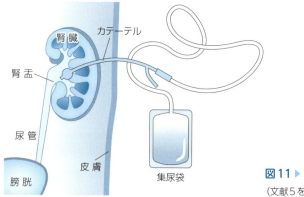

**図11 ▶ 腎瘻**
（文献5をもとに作成）

## ●●● 手技の手順（図12）

### ①体位

　初回留置の場合には，基本的に砕石位で行う。膀胱鏡は硬性，軟性どちらを使用してもよい。前立腺の腫大の程度，尿管の閉塞や屈曲などは個人差が大きいため，初回留置時は，尿管口でガイドワイヤーや尿管ステントの固定が可能な硬性鏡を主に選択したほうがよい。

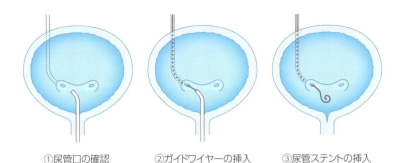

①尿管口の確認　　②ガイドワイヤーの挿入　　③尿管ステントの挿入

**図12 ▶ 尿管ステント留置術**
①患者を仰臥位か砕石位にして膀胱鏡を挿入し，尿管口を確認する
②尿管口に向けガイドワイヤーを挿入する
③ガイドワイヤー越しに尿管ステントを挿入し，適切な位置でリリースする

②麻酔

　女性の場合は，キシロカイン®ゼリーによる浸潤麻酔で十分な場合が多いが，男性で硬性鏡を使用する場合には，仙骨硬膜外麻酔や腰椎麻酔などの処置を行った上で膀胱鏡操作を行う。

③膀胱鏡による操作

　膀胱鏡を尿道より挿入の上，膀胱内を観察し，目標となる尿管口を見出す。操作中，膀胱内を損傷すると出血などで視野不良になるため注意する。

④ガイドワイヤーの挿入

　膀胱鏡のワーキングチャネルから，両端が開口した尿管カテーテルの中に入れ込んだガイドワイヤーを尿管口に向けて挿入する。ガイドワイヤーをゆっくり尿管から腎盂内へ通過させる。このとき，尿管カテーテルもガイドワイヤーの先端との距離があきすぎないようにガイドワイヤーに引き続いて腎盂内まで挿入する。

⑤腎盂内の造影

　ガイドワイヤーが腎盂内に到達した後，尿管カテーテルも腎盂内へ挿入し，いったんガイドワイヤーを抜去する。水腎症が強く腰背部痛が強

い場合は，尿管カテーテルから腎盂に貯留した尿をドレナージすると腎盂内圧が低下し，除痛できる。また，患側腎の尿を回収することで，上部尿路腫瘍が疑われる患者では尿細胞診を，尿路感染がある患者では尿培養検査を採取でき，その後の診療方針決定における参考資料とする。

⑥尿管ステント留置

　患側の尿を採取したのちにX線透視装置を用い，逆行性腎盂造影を行う。これにより腎盂内の腫瘍性病変や，結石などが充満欠損像として確認できることもある。水腎症が強い場合には，そのまま造影剤を注入してしまうと，造影剤が尿で希釈されるため，ある程度腎盂内に貯留していた尿を回収した上で造影を行うと確実な撮像が可能である。造影にて腎盂が確認できたら，腎盂内から尿管口までの距離を尿管カテーテルの目盛りやX線透視の画像から推定し，患者に合った長さの尿管ステント（DJカテーテル）を選択し挿入する。

　まず，尿管カテーテル内にもう一度ガイドワイヤーを挿入し，腎盂内まで挿入したところで尿管カテーテルを抜去。その後，ガイドワイヤーを介し，尿管ステントを尿管口から腎盂内へ挿入する。カテーテルをすべて直接，用手的に挿入することは困難であるため，専用のプッシャーを用い，尿管口手前で，プッシャーの先端を確認し，その場で固定し，ガイドワイヤーを抜去する。腎盂内，膀胱内で尿管ステントがループを形成し，適切に留置されていることを確認する。

⑦尿管ステント留置後の対応

　留置されたステントが不要になった場合には直ちに抜去を検討する。引き続き，継続的に尿管ステント留置の適応がある場合には，ステントの有効期限や，尿混濁の程度，ステントへの結石の付着具合を考慮し，交換時期を検討する。

## ●●● 管理中の注意点

　尿管ステントを留置した後，頻尿や尿失禁，排尿時痛などの膀胱刺激症状が認められることがある．このような場合には，鎮痛薬や症状に合わせて排尿改善薬（$\alpha_1$受容体遮断薬，抗コリン薬，$\beta_3$受容体刺激薬）を投与することで症状の軽快を認めることがある．また，尿管ステントの物理的な膀胱への刺激によって血尿を生じさせることがあるが，自然に軽快することが多い．飲水を励行し，症状の増悪などあれば，適宜膀胱洗浄などの処置を行う．

### ● 文 献

1) 富士システムズ：三孔先穴ドレーン [http://www.fujisys.co.jp/?p=242]
2) ナース専科plus：膀胱洗浄の目的と手順〜根拠がわかる看護技術 [https://nursepress.jp/226516#持続的膀胱洗浄の方法]
3) クリエートメディック：ネフロストミーキット パンフレット [http://www.createmedic.co.jp/files/topics/216_ext_03_0.pdf]
4) Boston Scientific Corporationウェブサイト：尿管ステントとは [http://www.bostonscientific.com/jp-JP/health-conditions/Urolithiasis/Urolithiasis-06.html]
5) 転職MAQUIA：腎瘻に関する基礎知識，2分でわかるおまとめ [http://tenshoku-maquia.com/4062.html]

# 8章 在宅医療における排尿障害

# 8章 在宅医療における排尿障害

## 1 在宅医療を受ける高齢者や虚弱者に特徴的な排尿障害（表1）

　各種排尿障害に関しての詳細は他章にゆずるが，在宅医療を受ける患者の多くは高齢で，体動にも介助が必要である。また生活習慣病をはじめとした多くの全身併存症を有しており，その原疾患や治療薬などが下部尿路症状に対して影響を及ぼすこともある。表1に示したように[1]，高齢者の身体的特徴から様々な下部尿路症状が引き起こされるが，排尿

**表1 ▶ 高齢者や虚弱者の排尿に影響する主な身体的特徴**

| 加齢による下部尿路機能の変化 | 過活動膀胱，低活動膀胱 | |
|---|---|---|
| 性別 | 男性 | 前立腺肥大症，前立腺癌，尿道狭窄，膀胱頸部硬化症 |
| | 女性 | 骨盤底筋の脆弱化から来る骨盤臓器脱や尿失禁 |
| 神経因性膀胱 | 中枢性神経疾患 | 脳血管疾患，パーキンソン病，多発性硬化症 |
| | 脊髄疾患 | 脊柱管狭窄症，椎間板ヘルニア，HTLV-1関連脊髄症 |
| | 末梢神経疾患 | 糖尿病，骨盤内手術後（直腸癌，子宮癌など） |
| 多尿・夜間多尿 | 飲水過剰，心不全，腎機能障害，利尿薬の服用，塩分摂取過剰 | |
| 認知機能障害 | 認知機能の低下 | |
| 日常生活動作の低下 | 筋力の低下 | |
| 薬剤 | 抗コリン作用を示すものなど（☞5章参照） | |

（文献1をもとに作成）

困難や腹圧排尿などの排出障害と，頻尿，夜間頻尿，切迫性尿失禁などの蓄尿障害のどちらも同時に持っていることが多く，単純に切り離して考えることは不可能である。

## ●● 蓄尿障害

　高齢者では様々な下部尿路症状を起こしうるが，蓄尿症状としては過活動膀胱や尿失禁が特に問題になる。機能的な膀胱容量は年齢とともに低下することも知られており，さらに神経因性膀胱や，生活習慣病も過活動膀胱の原因となりえる。頻尿，夜間頻尿，尿意切迫感といった過活動膀胱症状による頻回のトイレ移動や失禁などが患者の生活の質を低下させる。過活動膀胱が疑われる場合には，超音波検査で残尿を測定し，排出障害がないことを確認のうえ，抗コリン薬や$β_3$受容体刺激薬などを使用する。

　失禁の中では，特に切迫性尿失禁や機能性尿失禁が問題となる[1]（表2）。切迫性尿失禁は過活動膀胱の症状のひとつである一方，機能性尿失禁とは厳密に言うと蓄尿障害ではない。すなわち，下部尿路機能には何ら障害がないものの，筋力の低下などが原因で尿意を感じてからトイレまでの移動中に失禁することを指す。また認知機能が低下した患者ではトイ

表2 ▶ 主な失禁の種類

| 失禁の種類 | 状　態 | 原　因 |
|---|---|---|
| 切迫性尿失禁 | 強い尿意とともに漏れる | 前立腺肥大症，過活動膀胱など |
| 腹圧性尿失禁 | 咳やくしゃみなど強い腹圧がかかったときに漏れる | 前立腺手術後，骨盤底筋の脆弱化など |
| 溢流性尿失禁 | 残尿が極端に多い場合にあふれて漏れる | 重度の前立腺肥大症，神経因性膀胱，低活動膀胱など |
| 機能性尿失禁 | トイレまでの移動の途中で漏れる | 筋力の低下，認知機能低下など |

（文献1をもとに作成）

レの場所がわからなくなり，右往左往している間に失禁してしまう。このような患者では，移動がスムーズになるようにリハビリを導入する，患者の膀胱容量に合わせてトイレに誘導する（誘導排尿），決まった時間に排尿させる（定時排尿），ポータブルトイレを利用する，床や壁にマーキングをしてトイレまでの道標を作るなど行い，失禁を予防する。

## ●● 排出障害

在宅高齢者や虚弱者では排出障害を持つ者も多い。男女の解剖学的な理由より，男性では前立腺肥大症や尿道狭窄，膀胱頸部硬化症などが原因で発症し，女性では骨盤底筋の脆弱化により起こった骨盤臓器脱，子宮癌などの術後に起こる。また，脳血管疾患や椎間板ヘルニア，脊柱管狭窄症，糖尿病など神経障害から引き起こされることもある。

患者は症状に慣れていて，代償的に無意識的な腹圧排尿を長年行っているために，経年的な症状の変化に気づいていないことも多い。症状が急激でなければ，排出障害の発生時期を特定するのは困難なことが多く，別の疾患が原因で全身状態が悪化し，副次的に尿閉などの排出障害が顕在化することがある。在宅で観察する場合には，排出障害を起こすリスクの高いと思われる患者では尿混濁の有無（慢性的な尿路感染症），尿失禁（溢流性の可能性），頻尿（残尿過多の可能性）などの症状の有無を聴取し，残尿測定を行ったほうがよい。残尿が100mL以上の場合には医療機関を受診する。

## 2 在宅看護・介護ケア

排泄とは，「尿意や便意をもよおし，トイレに移動する。更衣動作を行い，排泄し，そして着衣を済ませ，目的の場所にまた移動する」といった一連の動作からなっている。これは大きく，①移動行為，②排泄行為，③衣服の着脱行為の3つにわけられる。患者や介護者が抱える問

題がどこにあるのかを評価し，問題を解決することで患者の排尿自立の確立が可能となる。

## 適切なトイレ

排尿や運動障害を有している患者でも「トイレで排尿したい」という希望は強く，他章（☞3章，4章参照）で述べる内服による治療，介護用品，リハビリによるトイレまでの移動と同様にトイレ内の整備や工夫もまた重要である。

安定した坐位の確保のために手すりやクッション，床台などを導入する（図1）。麻痺がある患者の場合には麻痺がない側に手すりを取り付ける。排尿・排便に要する時間が長い患者では柔らかいタイプの便座を使用する。便座が低すぎると，立ち座りが難しく腰に負担がかかることもあり，補高便座や，便座が自動昇降するタイプのトイレ（図2）[2]を使用して立ち座りしやすい高さに調整する。また便座の先端からドアまでの間隔を十分にとり，動作が行いやすいように工夫する（図3）。車椅子の患者ではトイレに移乗しやすくするために，さらに化粧室内を改築する

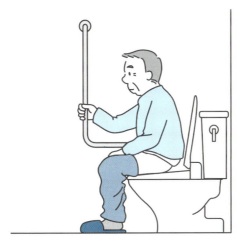

図1▶手すりの設置

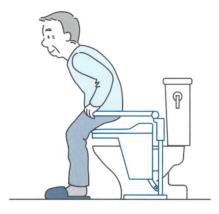
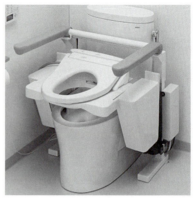

**図2 ▶ トイレリフト**
便座が自動昇降する

(文献2より引用)

立ち座りしやすい便座の高さに調整

立ち座りしやすいトイレ空間

便器先端から500mm以上

補高

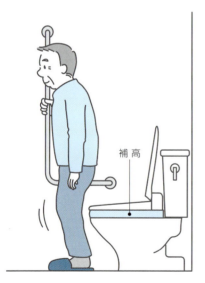
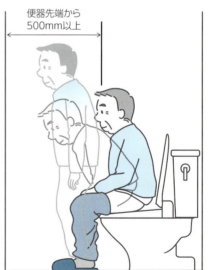

**図3 ▶ 立ち座りしやすいトイレ空間のポイント**

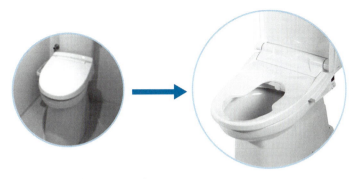

**図4 ▶ e-anza®（いい安座®）**
便座を取り替えて使用する。一般的な便座に比べ，奥行きのある幅広い座面で，前部も広く開いている
（文献3より引用）

必要性も出てくる。

　トイレで坐位をとって自己導尿を施行する患者や，陰部を拭くときに便座が狭いと感じる場合には便座が広いタイプのものを取り付けることができ，動作をスムーズに行うことが可能になる（図4）[3]。

　トイレまでの移動や移乗が困難な患者ではベッドサイドにポータブルトイレを設置してもよい。ただし，居住空間での臭いが気になる場合もあるため，介護力や本人の意欲があれば，昼間は通常トイレで，夜間はポータブルトイレなどと使いわけてもよい。ポータブルトイレを設置する際も，便器へ移乗しやすくする，高さを調整しておくなどが必要なことは言うまでもない。

## ●● おむつ，パッド

### おむつ使用の適応（表3）[4]

　おむつ使用の適応に関しては十分なコンセンサスが得られていない。しかし，不必要なおむつの使用は患者の排尿自立に対する意欲や自尊心の低下をまねき，生命の尊厳という立場からも厳に慎むべきである。特に要介護者の70％は膀胱直腸障害や，未治療の排尿疾患のためにおむ

**表3 ▶ おむつ排尿の適応**

- 本人の生活範囲を広げ，生活の質を高めるためにおむつが必要な場合
- 失禁に対する治療の途中での一時的な使用
- 治療が困難な完全尿失禁の患者

(文献4をもとに作成)

つが必要な状態であるが，残りの30％の患者では膀胱機能は正常との報告[5]もあり，このような患者では無用なおむつやパッドの使用はそもそも適応でない。

## おむつ使用の根拠

### ①排尿機能の問題

まず，尿道からの尿の排出が「排尿」なのか，もしくは「尿漏れ」なのかを注意深く鑑別する必要がある。尿を排出した時間を見計らって超音波検査（なければ導尿）などを行い，残尿量を測定する。可能であれば排尿日誌で排尿量や失禁量をチェックして排尿のパターンを確認しておく。

下部尿路機能障害を原因とした尿失禁には，①残尿が多く，溢流性の尿失禁（溢流性尿失禁）を生じる場合，②過活動膀胱などの蓄尿症状があり失禁を生じる場合（切迫性尿失禁）がある。残尿が多い場合には，$\alpha_1$受容体遮断薬などを投与し，残尿の改善に努めるべきである。残尿がそれでも軽快しない場合には，間欠的自己導尿の導入を検討する。

尿意がなかなか自覚できない患者の場合には，排尿日誌により大まかな排尿時間を検討し，トイレで排尿できるように定時排尿を指導してもよい。カテーテル留置は感染の予防などの観点から安易に行わない。蓄尿障害が強い場合には抗コリン薬や$\beta_3$受容体刺激薬を使用し，膀胱容量の拡大を図る。しかし，高齢者の場合には，これらの薬剤の使用により，残尿の増加や排出障害の出現・増悪などを認めることもあるため注意を要する。また薬物療法とともに膀胱訓練などの理学訓練も併行しながら機能的膀胱容量の拡大を図る。適切な対処や治療を行うことで，お

むつやパッドを使用しなくても済んだり，使用枚数が削減できたりする。医学的に対処を行っても治療抵抗性で，症状の軽快をみない場合には，程度に応じてパッドやおむつの使用を認める。

② 衣服着脱の困難

トイレまではたどりついているにもかかわらず，衣類の着脱に手間を要し，失禁してしまう（機能性尿失禁）患者も多い。着脱しやすいようにチャック部分を左右の内股の間に横に大きく開ける，肛門付近まで縦に伸ばすなどといった，排尿の体勢が取りやすいような衣類を提供することで解決できることがある。

③ トイレまでの移動

移乗や移動の動作のリハビリテーションなどにより，排泄動作がスムーズに行えるようなサポート体制を図る。また，歩行器やトイレまでの手すりが必要な場合には，環境を整備することで，転倒なども防止できる。

④ 介護力の低下

介護力の低下などを理由に，導尿や患者の移動などに十分な人手や時間が割けないがためのおむつ排尿を是としない。患者におむつ排尿を強制させることで，かえって，皮膚炎や皮膚のびらん，尿路感染等の合併症を引き起こす可能性が高まる。

⑤ トイレまでの移動の困難

移動が困難な患者ではポータブルトイレなどの設置によりトイレまでの移動距離を短くしたり，ベッド上坐位や仰臥位でも排尿が可能な患者では集尿器の使用を認めたり，自己導尿を導入したりすることで排尿自立を図ることが可能である。最近では臀部を挙上しなくても便と尿を採取できる便尿器（図5）[6]や，性器にしっかりフィットし，逆流防止弁がついた集尿器（図6，7）[7, 8]なども発売されている。特に，在宅などでは家族による介護力や，本人の残存能力などを評価し，介護保険などの制度も利用しながら適切な排尿管理を心がける。

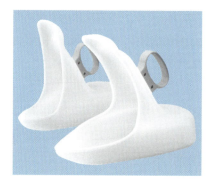

**図5 ▶ らくらくクリーン®**
腰上げしないで使用できるさしこみ便器
(文献6より転載)

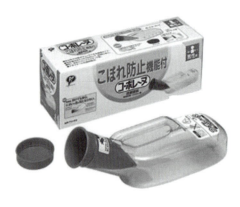

**図6 ▶ コ・ボレーヌ®(男性用尿器)**
こぼれ防止機能付透明尿器である
(文献7より転載)

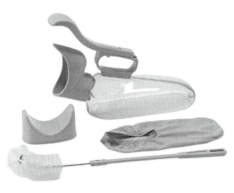

**図7 ▶ ユリフィット尿器® 女性用**
性器にしっかりフィットする形状の集尿器である。逆流防止弁が付いている
(文献8より転載)

#### おむつやパッドの種類

　内服加療に抵抗を示す，全身状態の改善がうまくいかないといった場合には，おむつやパッドの使用を余儀なくされる。トイレ使用が可能な患者を対象としたパンツタイプのもの，トイレ使用がかなわない患者を対象としたテープタイプのものなどがある。

　介護用品を製造している会社のサイトなど[9]を参考に，性別，失禁量の程度，ADLを考慮して適切なものを選択する。患者の体格と製品規格が合わないと横漏れを起こし，尿による皮膚炎や股ずれの原因になるため，製品選択をしっかり行う。横漏れ対応の強い製品に変更する，それでも効果がないときには両面吸収パッド（折る，丸めるなどして隙間を埋め，漏れを防止する尿漏れ用シート）を股間にあて，その上でおむつを装着させるなどの工夫を行う。

①テープタイプ

　吸収量が多く，サイズも豊富である。夜間尿量が多い患者や交換の間隔が長くなりそうなときに用いるとよい。

②パンツタイプ

　伸縮性があり，下着と感覚が似ている。しかし，失禁量が多いと重くなり体動が図りにくく，臥床姿勢では横漏れしやすい。

③パッド類

　サイズも豊富で性別に応じた製品もある。特に男性用ではペニスを取り囲むようなものもある。

## 3 社会制度（医療費控除）

### ●● 医療費控除

　医療費控除は，所得税の一部が還付される制度で，医療費の合計が年

医療費控除額[*1] ＝ 1年間で支払った医療費 − 各種保険で補填された金額 − 総所得金額×5%[*2]

**図8 ▶ 所得から控除される医療費控除額の計算式**
＊1：かかった医療費および証明書
＊2：10万円を超えていた場合は10万円

間10万円以上，またはその年の総所得金額が200万円未満の人は，総所得金額等の5％を超えた場合に申告すると対象になる。すなわち，納税者が対象で所得税の一部が還付される制度である（図8）。おむつの使用に関しては，医師の証明書（おむつ使用証明書）への記載が必要で，医師が必要と認めた紙おむつ，パッド類の購入費が該当する。医療費控除の際には領収書の提出は原則不要であるが，確定申告で提出する医療費控除の明細書作成の際に必要である医療費の領収書は5年間の保管が義務づけられている。

適応はおおむね，傷病により6カ月以上，寝たきり以上の生活を送っているもので，おむつなどの使用が必要であると認められた場合に限られる。

## ●● おむつ給付制度およびおむつ代助成制度

各市町村の健康福祉課などが窓口になっている場合が多い。失禁等のため常時おむつを使用する必要がある寝たきりおよび認知高齢者等に対しておむつの現物を支給したり，おむつの購入費を助成する制度である。各自治体で適応患者および助成内容は異なる。基本的に「各自治体に居住しており，在宅患者に限られる」ことが多い。すなわち，入院中や，施設入所中の患者は対象にならないようだ。自治体によって給付限度額も異なるため，詳細は各自治体に問い合わせて頂きたい。

## 4 清潔間欠的自己導尿（CIC）

　神経疾患や脊髄損傷，骨盤内臓器の手術後などの患者では神経因性膀胱をはじめとする高度の排出障害を有し，残尿過多あるいは尿閉の状態に陥りやすい。さらに，このような患者では尿意も不十分であることが多く，定期（定時）的に何らかの方法で尿を体外に排出させなくてはならない。患者に過度の腹圧をかけて排尿させるべきではなく，自力で満足に排尿ができなければ，清潔間欠的自己導尿（clean intermittent self catheterization：CIC）の導入を検討する。

　CICとは，1972年にLapidesらが提唱した方法[10]で，患者自身が厳密な無菌操作ではなく清潔操作で導尿しても尿路感染症を引き起こすリスクが低い治療法として発表された。

　CICを行う目的は大きく2つにわけられる。1つ目は，尿路感染の予防である。膀胱本来の役割は適度の蓄尿後（300～400mL）に残りなく排尿することである。排出障害が著明な患者では過度の残尿が原因で尿路感染を発症しやすい。CICを行うことで尿路感染の予防を図ることができる。

　2つ目は，慢性的な残尿過多の状態は，溢流性尿失禁だけでなく，上部尿路に対しても水腎症を引き起こし，腎機能障害から腎後性腎不全をまねく恐れがある。CICを導入し，尿をドレナージすることで水腎症の予防・改善を図る。腎後性腎不全の患者でも発見が早期であればCIC導入により，ある程度の腎機能の回復が見込まれる。またそのほかにも，カテーテル留置に比べ，CICは早期の社会復帰が期待できるなどといったメリットがある（表4）。

　重度の排出障害を起因とした有熱性尿路感染や腎後性腎不全の急性期では一時的に膀胱留置カテーテルを設置するが，急性期を脱し，全身状態の改善後はCICを早期に導入する。持続的なカテーテル留置は尿路感染を引き起こす可能性が高い。

**表4 ▶ 清潔間欠的自己導尿のメリット**

| 腎機能・上部尿路の保護 | 低圧排尿を保ち，膀胱の変形や膀胱尿管逆流を防ぐ |
|---|---|
| 尿路感染を防ぐ | 患者や介護者のトータル的な負担軽減 |
| 脊髄損傷患者での自律神経過反射を防ぐ | 早期の社会復帰が可能 |

## ●● CIC適応の見きわめ

　各種治療（内服薬や手術療法）を行っても残尿が100mL以上持続する場合，CICの適応ありと判断する。手指を使いカテーテルを挿入するため，その巧緻性が求められる。この点に関しては，頸髄損傷の患者では自律神経過反射などが起こりうるため問題になるが，スプーンやフォークを使用して食事摂取ができる患者の場合ではCIC導入は可能と考える。また，女性の場合には開脚が必要であるが，自力での開脚が困難な場合には開脚機を用いることや，尿道がわかりにくいときには鏡を使用し尿道口を確認することでCICは可能である。

## ●● CICの指導

### CICの必要性の理解

　まず，CICがなぜ必要なのかを理解してもらう。患者にとってはいくら尿路感染のリスクが高くてもカテーテル留置のほうが楽であり，初期段階ではCICの導入に対して拒絶的な態度をとることもあるため，CIC導入の必要性を理解してもらうことが非常に重要である。また経過中，原疾患の経過によって導尿回数の増減など，対応が変化する可能性があることも説明しておく。基本的に外来で導尿の指導は可能であるが，特に高齢の患者で，手技習得に時間を要すると考えられる場合には短期間入院の上，導尿指導を行ってもよい（表5）。CICに関しては使用するカテーテル等による点数の違いはあるが，月1回の指導料が算定できる（表6）。

表5 ▶ 当院の自己導尿患者へのサポート

| 教育入院を取り入れる (3〜5日間) |||| 
|---|---|---|---|
| ・クリティカルパス使用 ||||
| ・ゆっくり，何度もトレーニング ||||
| | 入院日 | 2〜4日目 | 退院日 |
| 解説 | ・自己導尿についての説明 | ・導尿手順のマスター<br>・記録用紙で達成度チェック | ・疑問点の解説<br>・注意事項の説明 |
| 実践 | ・器具類の説明<br>・導尿手技の練習 | ・スタッフ同席で導尿<br>・1人で導尿し，自己判定。その後，スタッフが確認<br>・検尿・尿沈渣のチェック | ・導尿器具類の手配<br>・問題点の確認と是正 |

当院で行っているマニュアル

表6 ▶ 在宅自己導尿管理指導料

| 技術料 | 点　数 |
|---|---|
| C106<br>在宅自己導尿指導管理料 | 1,800点 |
| C163<br>特殊カテーテル加算 | 1. 間欠導尿用ディスポーザブルカテーテル<br>　イ　親水性コーティングを有するもの　960点<br>　ロ　イ以外のもの　600点<br>2. 間欠バルーンカテーテル　600点 |

## 導尿回数の設定

　通常，1回排尿量は300〜400mL程度である。1日の尿量が1,500mL程度とすると，自力排尿の程度にもよるが導尿の回数は4回程度が妥当と考えられる。神経因性膀胱の患者では，尿意が不十分な場合や，過活動膀胱や尿失禁などの蓄尿症状により膀胱容量が低下している場合もあるが，計量カップや排尿日誌などを利用して排尿パターンを確認した上で，最終的な排尿・導尿回数を決定する。腹圧排尿は厳に慎まなければならないが，自力排尿がある程度スムーズな患者では導尿回数を減らす。逆に，過活動膀胱症状が強く膀胱容量が小さい場合には，残尿量が

増える危険性はあるが，抗コリン薬や$\beta_3$受容体刺激薬を使用し，頻尿や尿失禁の改善を図った上で導尿を強化する。

### CIC物品の準備

　導尿用カテーテル，清浄綿，潤滑剤，計量カップ（尿量を測定している場合）等を準備する。導尿用のカテーテルには使い捨て型のタイプ（図9）[11]と再利用可能なタイプ（図10）[12]がある。患者の好みに合わせて選択する。再利用が可能なタイプを用いる場合にはグリセリン液などの潤滑剤

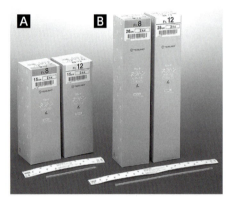

図9 ▶ 使い捨てタイプ（サフィード®ネラトンカテーテル）
A：女性向き（15cmタイプ，ソフト素材）
B：男性向き（28cmタイプ，ハード素材）
（文献11より転載）

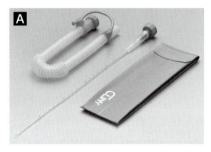
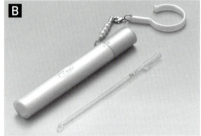

図10 ▶ 再利用が可能なタイプ
A：セフティカテ®（男性用）
B：セフティカテ（ピュールキャス）®（女性用）
（文献12より転載）

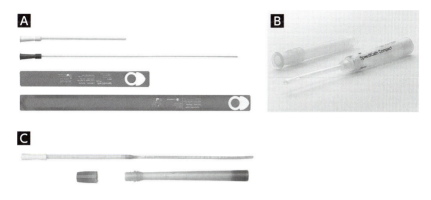

**図11 ▶ 親水性コーティングの使い捨てタイプ（排泄管理製品）**
A：スピーディカテ®
B：スピーディカテ®コンパクト（女性用）
C：スピーディカテ®コンパクト（男性用） （文献13より引用）

を用意する．使い捨てタイプには，親水性コーティングがされたものもある（図11）[13]．

### カテーテルの挿入

　手指を石鹸および流水で洗う，または清浄綿などで汚れを落とす．排尿（導尿）しやすい体勢をとる．尿道からその周囲を清浄綿でよく拭く．女性の場合には肛門側から尿道のほうへ清浄綿をこすり上げないように注意する．男性では片方の指で尿道口（女性では陰唇）を開き，もう片方の手を使い，カテーテルを挿入する．男性では陰茎をしっかり引き上げながら挿入することが重要である．尿をすべて排出したと思っていてもまだ膀胱内に残存していることもあるため，尿が途切れてもすぐに抜去せずに1cm程度ずつゆっくりカテーテルを引いて残りの尿を排出する．完全に尿が出てこなくなったらカテーテルを抜去する．導尿は患者が取れる範囲の，無理のない楽な，安定した体勢で行えばよい．女性では，坐位でも導尿困難な場合は立位で行ってもよい．また，家庭内ではトイレとは限らず，尿器を利用してベッド上や浴室で行うことも可能である．

#### 使用後のカテーテルの処置

　使い捨てカテーテルの場合には，一般家庭ごみとして廃棄可能であるが，可燃ごみと不燃ごみの別に関しては自治体によって対応が違うようなので，不明な場合には問い合わせる。再利用タイプのカテーテルでは，導尿が終了したら流水でカテーテルの内腔も含めてよく洗浄した後に容器に収納させる。容器の中のグリセリン液などは定期的に交換する。再利用タイプのカテーテルは基本的には１カ月に１回は交換する。

### CIC導尿指導後のフォローアップ

　CICの回数は原疾患の状態や，気候，飲水量，膀胱機能によっても変わってくる。定期的に排尿日誌をつけてもらい，排尿回数を設定していく。アドヒアランスが保てない患者では導尿回数が不十分になり，尿路感染症，水腎症，膀胱結石などの合併症を引き起こすことがある。尿検査や腹部超音波検査を行い合併症の有無をスクリーニングし，患者によっては再度指導を行い，アドヒアランスの向上に努める(表7)。

#### 間欠式バルーンカテーテル(図12)[14]

　患者の日常生活動作のレベルに合わせ，昼間はCICで，夜間や外出時には一時的なカテーテル留置で排尿を対処するという方法も選択肢のひとつである。外出時の慣れない場所でトイレを探すのが困難な場合，

表7 ▶ 間欠的自己導尿の指導時に確認すること

- 必要物品の準備ができるか？
- 開始の手指の衛生確保が可能か？
- 安定した姿勢の保持ができるか？
- 尿道口の確認ができるか？
- 尿道口の消毒ができるか？
- 尿排出の確認ができるか？
- 後片付けができるか？

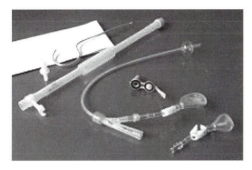

図12 ▶ 間欠式バルーン
　　　 カテーテル
（文献14より転載）

　トイレが混雑して自己導尿がすぐにできない場合にこの間欠式バルーンカテーテルは有用である。また夜間に導尿をすることで睡眠障害をまねき、日中の日常生活に影響がある場合や、夜間の導尿が介護者の負担になっている場合でも有効である。間欠式バルーンカテーテルは使用目的が達せられれば抜去の上、通常のCICを行ってもらう。

　間欠式バルーンカテーテルを使用する際はバルーンを膨らませるためのリザーバーに滅菌水を入れて接続部に取り付け、バルーンを膨らませる。カテーテルには磁石式のキャップが付いており、キャップを開放することで排尿できる。また集尿袋の装着が可能であり、用途や患者の希望によって使いわける。

● 文献

1) 愛知県：高齢者排尿管理マニュアル [https://www.pref.aichi.jp/soshiki/korei/0000000015.html]
2) TOTO：トイレリフト [https://jp.toto.com/products/ud/toiletlift/index.htm]
3) 片倉工業：e-anza® [http://www.katakura.co.jp/business/e-anza/]
4) 谷口珠実：排泄障害に共通する治療・ケア　おむつ&パッド類の使い方. Mod Physician. 2009;29(11):1604-7.
5) 岩坪暎二：症状別にみた実践的な評価と治療方針　おむつ外し. Mod

Physician. 2009;29(11):1674-50.

6) 総合サービス:らくらくクリーン [https://sservice.co.jp/care/rakuraku-clean/]

7) ピップ:製品一覧 [http://www.pip-club.com/products/detail/184]

8) アロン化成:排泄介護用品関連商品 [https://www.aronkasei.co.jp/anju/products/haisetsukaigo-nyoki/533636/]

9) ユニ・チャーム:大人用おむつを使う方・介護する方 [http://www.unicharm.co.jp/lifree/adult/products/index.html]

10) Lapides J, et al:Clean, intermittent self-catheterization in the treatment of urinary tract disease. J Urol. 1972;107(3):458-61.

11) テルモ:医療機器製品情報 [http://www.terumo.co.jp/medical/equipment/me109.html]

12) クリエートメディック:製品紹介 [http://www.createmedic.co.jp/products]

13) コロプラスト:排泄管理製品 [https://www.coloplast.co.jp/products/bladder--bowel-products/]

14) ディヴインターナショナル:間欠式バルーンカテーテル [http://www.dib-cs.co.jp/urology/goods09/]

# 索引

## 記号／数字

α受容体刺激薬　114
$\alpha_1$受容体　44
　　——刺激薬　97
　　——遮断薬　44, 99, 102, 134, 146
$\beta_2$アドレナリン受容体作動薬　59, 113
$\beta_3$アドレナリン受容体刺激薬　91
$\beta_3$受容体刺激薬　48, 53, 86, 146, 173
5α還元酵素阻害薬　57, 102

## 欧文

### A
ALPP（abdominal leak point pressure）　111

### B
BBB（blood-brain barrier）　51
BCR（bulbocavernosus reflex）　40
BMI　5, 67
BPH　2, 4, 38, 40, 57, 60, 66, 100, 107, 141

### C
cGMP　54
CIC（clean intermittent self-catheterization）　92, 103, 183
CLSS（core lower urinary tract symptom score）　29
CRP　136
CT　134, 142

### D
de-escalation　139

### E
empiric therapy　139, 140

### H
HoLEP（holmium laser enucleation of the prostate）　103
HTLV-1関連脊髄症　89

### I
ICIQ-SF　35, 108
ICSI/ICPI　94
IFIS（intraoperative floppy iris syndrome）　47
IPSS（international prostate symptom score）　28, 101
ISD（intrinsic sphincter deficiency）　108, 111

### K
KUB（kidney ureter bladder）　142

### L
LSC（laparoscopic sacrocolpopexy）手術　118
LUTS（lower urinary tract symptom）　19, 100

### M
MBAD（mucosal bleeding after distension）　94
mLUTS（male LUTS）　2, 100

MRI **134**

## N

NB (neurogenic bladder) **40, 46, 87, 141**
NIH-CPSI **105**
NLUTD (neurogenic lower urinary tract dysfunction) **87**
NO供与剤 **55**
N-QOL (nocturia-quality of life) **29**

## O

OAB (overactive bladder) **4, 29, 60, 66, 68, 69, 72, 82, 173**
　神経因性—— **6, 84**
　難治性—— **86**
　非神経因性—— **5, 84**
OABSS (overactive bladder symptom score) **29**

## P

PDE5阻害薬 **54, 102**
PSA **3, 37, 57, 59, 140**
PVP (percutaneous vertebroplasty) **103**

## Q

Qチップテスト **109**

## S

SNM (sacral neuromodulation) **73**

## T

TOT (trans-obturator tape) 手術 **114**
TUEB (transurethral enucleation with bipolar) **103**
TURis (transurethral resection in saline) **103**
TURP (transurethral resection of the prostate) **86**
TUR症候群 **103**
TVM (tension-free vaginal mesh) 手術 **118**
TVT (tension-free vaginal tape) 手術 **114**

## U

UUI (urgency urinary incontinence) **7, 20, 73, 82, 173**

## 和文

### あ
アセチルコリン　48
アルコール　68
アルツハイマー型認知症　89

### い
イミダフェナシン　50
遺伝　3, 8, 121
遺尿症　20
医療費控除　181
溢流性尿失禁　21
飲水過多　66
飲水指導　85
飲水量　68
陰部神経　15

### う
うつ　6, 7
ウラピジル　46
ウロダイナミクス検査　117
運動療法　85

### え
炎症　132
遠心路　13
塩分過剰摂取　68

### お
おむつ　177
　——給付制度　182
　——代助成制度　182
オオウメガサソウエキス・ハコヤナギエキス配合錠　60
オキシブチニン　51
嘔気　144
嘔吐　144

### か
横断性脊髄炎　89
カテコラミン　44
カテーテル　150, 187
　——挿入　152
　——留置　104
カフェイン　68
カリウム　8, 68
過活動膀胱 ☞ OAB
　——症状スコア ☞ OABSS
過敏性腸症候群　6
下腹部　29
下部尿路症状 ☞ LUTS
加齢　7, 84, 108, 117
覚醒閾値の上昇　8
覚醒障害　120
合併症　132
肝機能障害　58
間欠式バルーンカテーテル　188
間質性膀胱炎　7, 93, 107
　——症状スコア／問題スコア ☞ ICSI／ICPI
干渉低周波療法　72
環状グアノシン一リン酸 ☞ cGMP
感染　74, 103
漢方薬　102, 113
顔面のほてり　55

### き
機能性尿失禁　20, 173
起立性低血圧　46, 55
喫煙　4, 5, 66, 67
逆行性射精　47, 103
逆流性食道炎　55
球海綿体反射 ☞ BCR
求心性神経　84
求心路　15

急性散在性脳脊髄炎　89
急性腎盂腎炎　136
急性精巣炎　136
急性精巣上体炎　136
急性前立腺炎　136
急性馬尾症候群　89
凝血塊　134
禁煙　85
金属インプラント　73

## く

クレアチニン　35, 145
クレンブテロール　59

## け

計画療法　74
経腟分娩　7
経尿道的前立腺核出術　☞　TUEB
経尿道的前立腺切除術　☞　TURP
経尿道的膀胱砕石術　143
血圧上昇　54
血圧低下　46, 55
血液検査　35, 134
血液脳関門　☞　BBB
血管拡張作用　55
血尿　132, 142
結石　132
減塩　68
減量　67, 112

## こ

コリン作動薬　98
牛車腎気丸　60
降圧薬　48
口渇　51
口腔内乾燥　52
交感神経　12
抗菌薬　107, 138, 140

抗コリン薬　48, 49, 86, 91, 97, 125, 146, 173
抗ヒスタミン薬　98
抗不安薬／抗精神病薬　98
抗利尿ホルモン剤　124
高血圧　4
高血糖　4
高齢者　48, 85
行動療法　85, 112
肛門反射　40
国際前立腺症状スコア　☞　IPSS
国際尿失禁会議：尿失禁症状・QOL評価質問票　☞　ICIQ-SF
骨盤血流量の増加　72
骨盤臓器脱　69, 115
骨盤底　9, 73
骨盤底筋訓練　69, 86, 112
骨盤内悪性腫瘍　89
骨盤内手術　108, 117
混合性尿失禁　20

## さ

鎖膀胱尿道造影　110
細菌尿　136
在宅医療　172
在宅自己導尿管理指導料　185
三環系抗うつ薬　113, 125
残尿　38
　──感　22, 28, 53, 135
　──測定　109
　──量増加　53, 54

## し

シロドシン　45
子宮筋腫　117
子宮頸部のポリープ　117
刺激物　8
脂質異常症　4
視診　117

自覚症状 28
磁気刺激療法 73
射精障害 47
手指振戦 59
手術療法 114, 118
腫瘍 132
主要下部尿路症状スコア ☞ CLSS
習慣排尿法 75
終末滴下 21
出血 103
出産 108, 117
術中虹彩緊張低下症候群 ☞ IFIS
女性ホルモン 84, 114
消炎鎮痛薬 107
消化器疾患 35
消化不良 55
硝酸剤 55
小児 8, 120
上皮内癌 94
食事 4, 66, 68, 85
神経因性下部尿路機能障害 ☞ NLUTD
神経因性膀胱 ☞ NB
神経障害 87
神経変調療法 72, 113
心血管系の障害 55
進行性核上性麻痺 89
身体的活動力の低下 7
腎盂内圧 165
腎機能障害 35, 144
腎結石 159
腎後性腎不全 144, 183
腎臓の解剖 159
腎瘻造設術 159

### す

頭痛 47, 55
水腎症 38, 144, 159, 165, 183
水分不足 8

### せ

セルニチンポーレンエキス錠 60
生活指導 66, 85, 123
生活習慣病 84
性機能障害 58
性別 10
清潔間欠的自己導尿 ☞ CIC
正常圧水頭症 89
脊髄炎 6, 84
脊髄係留症候群 89
脊髄梗塞頸髄症 89
脊髄硬膜動静脈瘻 89
脊髄腫瘍 89
脊髄髄膜瘤 89
脊髄損傷 6, 89
脊柱管狭窄症 84
切迫性尿失禁 ☞ UUI
仙骨埋め込み式neuromodulation ☞ SNM
仙骨孔 74
仙骨神経 73
仙骨神経刺激療法 73
全身の炎症性疾患 84
全尿路単純X線写真 ☞ KUB
前立腺炎 40, 101
前立腺癌 40, 84, 101, 107
前立腺特異抗原 ☞ PSA
前立腺腫大 100
前立腺肥大症 ☞ BPH
前立腺マッサージ 107

### そ

ソリフェナシン 49

### た

タダラフィル 55
タムスロシン 45
多系統萎縮症 89

多産　7
多尿　35
多発性硬化症　6
体重減少　85
体重増加　67
体性神経　12, 15
大脳白質変化　89
炭酸飲料　5, 68
単純性膀胱炎　135
蛋白　68
男性下部尿路症状　☞ mLUTS

## ち

蓄尿機能の改善　72
蓄尿障害　4, 173
蓄尿症状　19, 45
蓄尿のメカニズム　15
腟鏡　117
腟壁腫瘍　117
昼間頻尿　19, 28, 29, 82
中枢神経　15
超音波検査　57, 109, 134, 142
直腸診　40

## て

デュタステリド　57
デュロキセチン　114
定時排尿　75

## と

トイレ　175
ドーパミン作動薬　97
ドライマウス　52
ドレナージ　140, 146
　　外科的――　138
疼痛　74
糖尿病　66, 89
糖尿病性末梢神経障害　6, 84

導尿　150

## な

ナイアシン　68
ナフトピジル　45
内臓脂肪の蓄積　67
内尿道括約筋機能不全　7
内分泌疾患　35

## に

ニコチン　67
尿意亢進　7
尿意切迫感　7, 20, 28, 29, 69, 82, 173
尿管　9
　　――結石　84
　　――ステント留置術　165
尿検査　35, 109, 133
尿混濁　135
尿細胞診　35, 134
尿失禁　6, 20, 59, 66, 142, 144, 173
　　――治療薬　73
尿勢　39
　　――減弱　28
　　――低下　21, 53
尿線散乱　21
尿線途絶　21, 28
尿線分割　21
尿素窒素　145
尿道　10
　　――過可動　7, 108
　　――括約筋　39
　　――括約筋不全　☞ ISD
　　――狭窄　103
　　――ステント留置　103
　　――抵抗　72
　　――閉鎖圧測定　111
尿培養　35
尿閉　57, 144, 163

尿流動態検査　39
尿路悪性腫瘍　35
尿路感染　35, 135, 141, 143, 156, 183
尿路結核　95
尿路結石　38
尿路上皮障害　84
尿路閉塞　39, 100
妊娠希望　54
妊婦　54
認知機能　7, 50, 51, 52
認知症　52

## ね

年齢　3, 5

## の

脳幹部橋　88
脳血管疾患　6, 84
脳血管障害　89
脳腫瘍　89
膿尿　136

## は

ハンナ病変　93
バイオフィードバック訓練　71, 86
パーキンソン病　6, 84, 89
パッド　177
　──テスト　109
排出障害　2, 174
排出症状　21
排尿機能改善薬　44
排尿筋　9
　──過活動　7, 8, 39, 68, 121
　──収縮力　39
　──の障害　84
排尿後症状　22
排尿後尿滴下　22
排尿困難　144

排尿時痛　135
排尿障害　52
排尿症状　45
排尿遷延　21
排尿促進法　75
排尿日誌　37, 123
排尿のメカニズム　11, 17
排尿量　39
白内障　47
白血球　136
八味地黄丸　60
発達の遅れ　121

## ひ

ビタミン$B_6$　68
ビタミンD　68
ビベグロン　53
肥満　4, 5, 7, 66, 108, 117
鼻閉感　47, 56
光選択的レーザー前立腺蒸散術　☞ PVP
頻尿　7, 60, 135, 142, 144, 173
頻脈　59

## ふ

フェソテロジン　50
フレイル　50
プロピベリン　50
浮腫　103
腹圧下漏出時圧　☞ ALPP
腹圧性尿失禁　4, 7, 20, 51, 69, 72, 108
腹圧排尿　21, 28
腹腔鏡下仙骨腟固定術　☞ LSC手術
腹部超音波検査　38
副交感神経　12
複雑性膀胱炎　135

## へ

ペースメーカー　73

平滑筋の弛緩作用　54
閉塞隅角緑内障　52
便秘　7, 51, 66, 69, 85, 108, 112, 117

## ほ

ホスホジエステラーゼ5阻害薬　☞ PDE5阻害薬
ホルミウムレーザー前立腺核出術　☞ HoLEP
ボツリヌス毒素膀胱内注入療法　92
保存的治療法　66, 117
放射線　132
防寒対策　85
膀胱　9, 29, 49, 50
　——炎　135
　——カテーテル留置　150
　——癌　84
　——鏡　142
　——訓練　74, 86
　——頸部硬化症　103
　——結石　84, 141
　——持続灌流　158
　——洗浄　156
　——タンポナーデ　156
　——痛　7
　——内留置カテーテル　135, 141, 143, 146
　——の血流障害　84
　——部不快感　135
　——壁　9
　——容量　39
　——瘻造設術　163
傍尿道囊胞　117
勃起の持続　56

## ま

末梢神経　12
慢性前立腺炎　60, 105
　——／慢性骨盤痛症候群　105

## み

ミラベグロン　53
脈拍の増加　54

## む

ムスカリン作動性アセチルコリン受容体　48

## め

メタボリック症候群　4

## や

夜間多尿　8, 121
夜間頻尿　19, 28, 50, 82, 173
　——QOL質問票　☞ N-QOL
夜尿アラーム療法　123
夜尿症　8, 120
薬剤　132
　——性排尿障害　97
薬物療法　86, 113

## よ

腰部脊柱管狭窄症　6, 89

## り

理学療法　69, 86, 112
利尿薬　48

## れ

レビー小体型認知症　89

## 著者略歴

**松尾朋博**（まつお ともひろ）
長崎大学病院 泌尿器科・腎移植外科 病院講師，医学博士

### ● 略 歴 ●

2001年 山形大学医学部卒業
同　年 長崎大学医学部附属病院（現・長崎大学病院）泌尿器科
2002年 佐世保市立総合病院泌尿器科
2003年 佐世保共済病院泌尿器科
2004年 6～12月　聖フランシスコ病院泌尿器科医員
同　年 12月　長崎大学医学部・歯学部附属病院（現・長崎大学病院）泌尿器科医員
2008年 佐世保共済病院泌尿器科
2009年 長崎県上五島病院
2010年 長崎大学病院泌尿器科・腎移植外科
2011年 長崎大学大学院医学博士号取得
2012年 長崎大学病院泌尿器科・腎移植外科助教
2019年 1月より現職

### ● 資 格 ●

日本泌尿器科学会：専門医・指導医
日本がん治療認定機構：がん治療認定医
日本泌尿器内視鏡学会：泌尿器腹腔鏡技術認定医
日本内視鏡外科学会：技術認定医
日本排尿機能学会：認定医
da Vinci支援手術教育プログラム終了

### ● 受賞歴 ●

第22回日本排尿機能学会，学会賞
第30回欧州泌尿器科学会，Best posters賞
第31回欧州泌尿器科学会，Best posters賞
第47回国際禁制学会，Award for Innovative Research Presented on Nocturnal Voiding Problems

### ● 著 書 ●

「かかと落としで血糖値，血圧が下がる！」（マキノ出版，共同執筆），その他論文執筆多数

### ● その他 ●

たけしの家庭の医学などTV，ラジオの出演歴あり
特許6032681「排尿障害の予防・治療剤」（中村龍文，松尾朋博，酒井英樹，2016年11月）

### ● モットー ●

患者さんの何気ない訴えにも耳を傾け，寄り添い，そして少しでも排尿に関する苦痛を取り除けるように努めます。

## 明日から使える
# 排尿障害 診療ガイド

定価（本体4,000円＋税）

2019年2月12日　第1版

著　者　松尾朋博

発行者　梅澤俊彦

発行所　日本医事新報社
　　　　〒101-8718 東京都千代田区神田駿河台2-9
　　　　電話　03-3292-1555（販売）・1557（編集）
　　　　ホームページ：www.jmedj.co.jp
　　　　振替口座　00100-3-25171

印　刷　日経印刷株式会社

© 松尾朋博　2019　Printed in Japan
ISBN978-4-7849-5666-1　C3047　¥4000E

・本書の複製権・翻訳権・上映権・譲渡権・公衆送信権（送信可能化権を含む）は（株）日本医事新報社が保有します。

・ JCOPY ＜（社）出版者著作権管理機構　委託出版物＞
本書の無断複写は著作権法上での例外を除き禁じられています。複写される場合は、そのつど事前に、（社）出版者著作権管理機構（電話 03-3513-6969, FAX 03-3513-6979, e-mail:info@jcopy.or.jp）の許諾を得てください。

## 電子版のご利用方法

巻末の袋とじに記載された**シリアルナンバー**で，本書の電子版を利用することができます。

手順①：日本医事新報社Webサイトにて**会員登録（無料）**をお願い致します。
（既に会員登録をしている方は手順②へ）

> 日本医事新報社Webサイトの「Web医事新報かんたん登録ガイド」でより詳細な手順をご覧頂けます。
> www.jmedj.co.jp/files/news/20170221%20guide.pdf
>

手順②：登録後**「マイページ」に移動**してください。
www.jmedj.co.jp/mypage/

「マイページ」

マイページ中段の「会員限定コンテンツ」より
電子版を利用したい書籍を選び，
右にある「SN登録・確認」ボタン（赤いボタン）をクリック

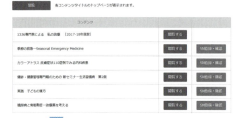

表示された「会員限定コンテンツ」欄の該当する書名の
右枠にシリアルナンバーを入力

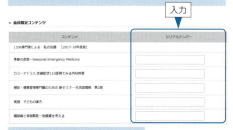

下部の「確認画面へ」をクリック

「変更する」をクリック

## 会員登録（無料）の手順

**1** 日本医事新報社Webサイト（www.jmedj.co.jp）右上の「**会員登録**」**をクリック**してください。

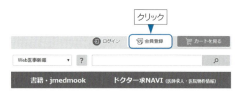

**2** サイト利用規約をご確認の上（1）「**同意する**」**にチェック**を入れ，（2）「**会員登録する**」**をクリック**してください。

**3** （1）ご登録用のメールアドレスを入力し，（2）「**送信**」**をクリック**してください。登録したメールアドレスに確認メールが届きます。

**4** 確認メールに示された**URL（Webサイトのアドレス）**をクリックしてください。

**5** 会員本登録の画面が開きますので，**新規の方は一番下の**「**会員登録**」**をクリック**してください。

**6** 会員情報入力の画面が開きますので，（1）**必要事項を入力**し（2）「**（サイト利用規約に）同意する**」**にチェック**を入れ，（3）「**確認画面へ**」**をクリック**してください。

**7** 会員情報確認の画面で入力した情報に誤りがないかご確認の上，「**登録する**」**をクリック**してください。